成長を見守り支えるための本

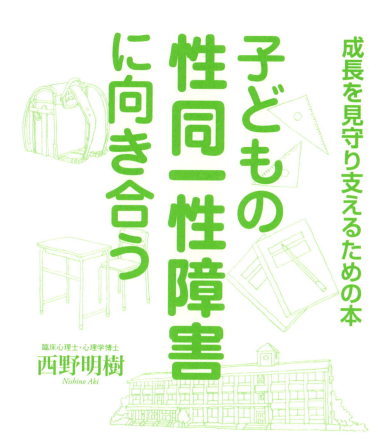

子どもの性同一性障害に向き合う

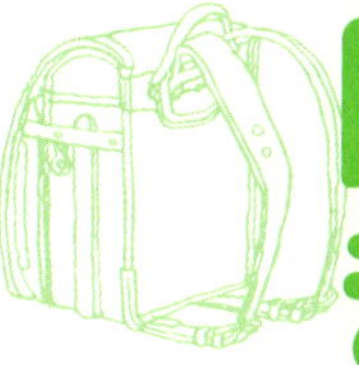
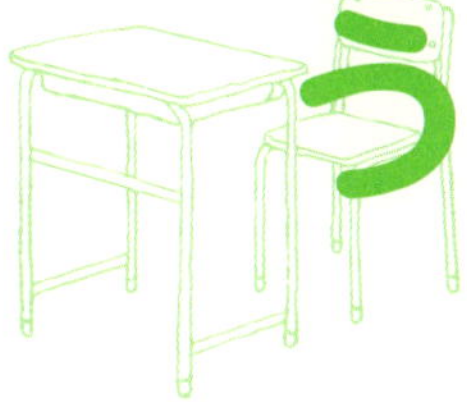
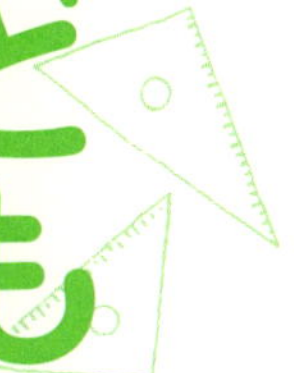
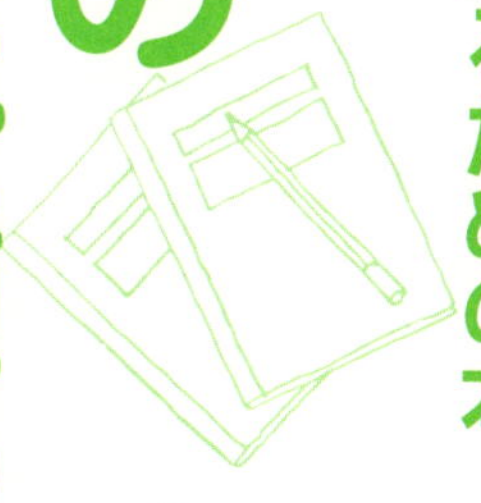
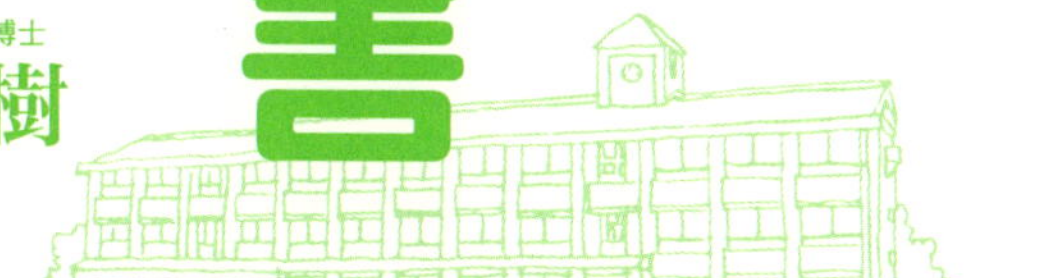

臨床心理士・心理学博士
西野明樹
Nishino Aki

日東書院

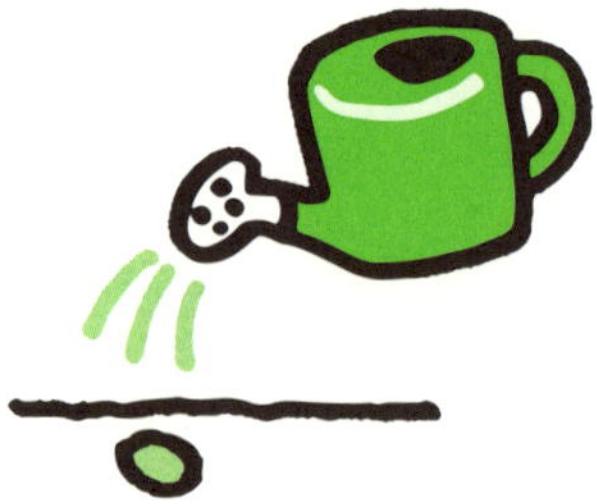

◎はじめに

人間だもの、いろいろあるか——

自分を性同一性障害の当事者だと認識するようになった大学時代から、気づけば10年以上、私は性同一性障害当事者のための心理学的研究に携わってきています。２０１７年には、日本最大規模を誇る性同一性障害の当事者団体（一般社団法人gid.jp日本性同一性障害と共に生きる人々の会）の選挙で理事に選出され、代表に就任しました。いつのまにか性同一性障害に関して、人並み以上の知識と経験を重ねてきてしまいました。そんな私がつくづく感じるのが、冒頭の言葉です。

少し私についてお話しします。私は女性の体を持って静岡県浜松の地に生まれました。そして今は、どちらかといえば男性として首都圏で社会生活を送っています。「性同一性障害」という言葉に初めて触れたのは、大学進学と同時に埼玉県で一人暮らしを始めてから1年ほど経った頃でした。これまでいつも心のどこかで感じながらも隠してきた、自分は「どこか他人とは違う」という感覚が、性同一性障害を持つ人に特徴的な〝性別違和感〟に由来するものだと知るようになりました。自分で過去をふり返ったり幼少期を知る人に当時の様子を教えてもらったりしてみると、〝ああ、こんなところにも〟と思えるような兆候は幼少期にも見られはしますが、死を意識するほど強い苦しみを感じ始めたのは、思春期になってからでした。「どうして自分は女でしかないんだろう」「この体さえなければ！」「この肉体から抜け出したい！」……。その一方で、体の性別に合わせて〝みんな〟や〝ふつう〟に自分を同化させようとしていたことを記憶しています。自分の体はどう見ても女性のものだったからです。

大学進学後、卒業後の社会生活や就業生活を考えようとしても、これから長い人生を大人の女性として生き続けることをうまく想像できませんでした。無理に考えようとすると、吐き気や絶望感すら迫《せ》り上がってきました。肉体を男性に近づけていける治療があると知ったのはそんな頃です。これ以上女性として生き続けるなら死ぬしかないと思い詰めていた当時の私にとって、急に射し込んできた強い光、〝希望〟のようなものでした。

その後、性同一性障害と診断されたり、いくつかの身体的治療によって実際にある程度、男性に近づいた肉体を手に入れたりしました。周囲の人へのカミングアウトなども行いました。いわゆる「性別移行」です。

しかし、本書を通じてみなさんにお知らせしたいのは、私の性別移行体験ではありません。読者のみなさんが、性別違和感や性同一性障害を抱く子どもたちについてよりよく理解できるよう、私が心理臨床家として触れてきたいくつかの相談事例などを紹介しています。そして、そうした子どもたちを理解し、本人たちのよりよい未来を共に考えていく上で、知って欲しいことやポイントについても記しました。これらが、みなさんの周囲にいる子どもたちとよりよくかかわることに役立ち、悩める子どもたちの未来が少しでも明るく開けたものになれば、望外の喜びにほかなりません。

わかるだろうか、間違っていないだろうか……。そんな不安や心配を抱く必要はありません。誰もが最初は白紙の状態から歩みを始めるのですから。本書を手にとってくださっていること、それこそが、すでにあなたがスタートラインに立っていることを教えてくれています。歩み出す準備はもうできています。

さあ、一緒に、ページをめくっていきましょう。

※私たちのような存在を表す言葉は複数あるなか、本書では、生きる上で特徴的な困難や苦痛を抱き、医療や福祉そして社会環境の整備といった合理的配慮をも必要としている事情が伝わりやすいよう、〝性同一性障害〟という言葉を用いています。

子どもの性同一性障害に向き合う　成長を見守り支えるための本　◎目次

Chapter3 事例に見る性同一性障害当事者の声

Chapter4　親にできる心の準備と用意

Chapter5　学校や先生ができる合理的配慮

Chapter6 生きづらさの理解のために

Chapter7 性同一性障害と共に生きていくには

Chapter 1

性同一性障害当事者の世界から

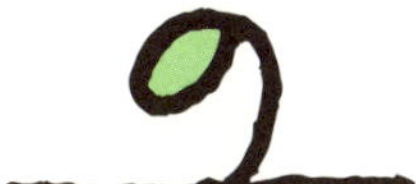

どのような方がこの本を手に取ってくださっているでしょうか。子どもの言動から、性別に関する悩みや違和感を感じ取っていらっしゃるのかもしれません。ご自身のお子さんや勤め先の児童生徒など、あなたにとって身近な子どもが性同一性障害の当事者なのかもしれません。

何かすぐにしなければいけないと焦っていらっしゃるでしょうか。でも、まずはそっと胸に手を置いて、性同一性障害、そしてその当事者たちがいる世界をのぞいてみましょう。これまでテレビやインターネットなどから得てきた性同一性障害のイメージと照らし合わせながら読み進めてみるのもおすすめです。きっとさまざまな気づきがあり、それがあなたの周囲の悩める子どもに真に寄り添っていくことにつながるはずです。

WORK《ワーク》
『性別』についてふり返ってみよう

少し考えてみていただきたい４つの質問があります。これは、私が性同一性障害の当事者、かつ支援者の立場で講演を行うときによく行っているワークでもあります。

手元に紙とペンがあれば、答えを書き留《と》めながら進めてみてください。

では、やってみましょう。

質問１　今、この本をお読みになっているあなた自身の『性別』を思い浮かべてみてください。
あなたの性別……『　　　』

質問２　質問１であなたの性別を『　　　』と答えた理由を３つ以上考えてみてください。
①
②
③

質問3　この本の書き手である私、西野が講演の講師として目の前に立っている姿を想像しながら、西野の『性別』を答えてみてください。西野は、性同一性障害の当事者だから……と勘《かん》ぐる必要はありません。講演の講師として目の前に立っている、あるいは、道ばたでふと出くわしたような場面を想定して、**直感的**に答えていただければ構いません。顔写真は表紙カバーのソデに載っています。

西野の性別…『　　』

質問4　質問2と同じように、西野の性別を『　　　』のように答えた理由を3つ以上考えてみてください。

①

②

③

みなさんはどのように答えられたでしょうか。普段、何の気なしに、性別欄に自分の性別を書いたり相手の性別を認識したりしている方がほとんどだと思います。ですが、改めて性別について考えたり、その理由に思いを致すことは稀《まれ》ではありませんか。たとえ自分の性別であっても、その理由をあげるのは、意外と難しいものですね。

WORK《ワーク》 あなたの『性別』と私、西野の『性別』

さて、この4つの質問の意図です。

実は、質問1や質問3はあまり重要ではありません。紙に書いた方は、質問2と質問4に書いた内容を見比べてみてください。書かれている理由に違いはありましたでしょうか。

質問2（ご自身の性別がそうだと思う理由）の答えとして、よくあげられる理由には、次のようなものがあります。

・小さい頃から自分を男／女だと思ってきたから
・男の子／女の子として育てられてきたから
・戸籍に男／女と書いてあるから
・自分は異性愛者で女性／男性が好きだから

・自分には男性器／女性器が付いているから
・性染色体がＸＹ／ＸＸだから
・自分で子どもを産んだことがあるから
・筋肉や骨格が女性／男性のものだから

講演会などでは、目の前に私、西野が立っています。西野の性別に関する質問を提示すると、チラチラと西野を見ながら頭を悩ませる姿がそこここに見られます。

そんな中でよくあげられる、質問４（西野の性別がそうだと思う理由）の答えには、次のようなものが多くあります。

・メンズスーツを着ているから
・身ぶり手ぶりが男性的だから
・声が低いから
・盤面を外側にして男性ものの時計をしているから
・性同一性障害当事者で自分のことを男性と思っていると予想した

これらは西野の性別を男性と考えた方があげる理由です。西野の性別を女性と考えて答えてくださる方もいます。たとえば、こんな理由からです。

・よく見ると手が小さくて女性的だから
・性同一性障害の当事者と聞いて見かけと反対と予想した
・よく見れば体つきが全体的にまるくて女性的だから

西野の性別を男性と考える方の中にも女性と考える方の中にも、西野が性同一性障害をテーマとした講演の講師であること、おそらく性同一性障害の当事者であろうことを前提に推理・推察してくださる方がいます。

聴衆のなかの1割弱程度でしょうか。

これら以外の理由に関して、あることにお気づきになる方がいらっしゃるかもしれません。

そう。西野の性別を判断している理由のほとんどは、その場で目や耳から入ってくる情報をもとにしているのではないでしょうか。おそらくこれは、西野が相手だからということではないでしょう。よく知らない他者《ひと》の性別を認識するときに人は、目や耳から相手の情報を取り入れ、それをもとに男性か女性かを無意識的に判別していることが通例ではないでしょうか。

もっと言えば、質問されよく頭をひねりながら考えたとしても、手に入る情報は声や見かけに関することだけ。ほかのことは相手に聞いたり特別に調べたりしなければわからないことばかり、ということなのでしょう。

ANS.（アンサー）私、西野の『性別』は…

では、みなさんが自分の性別の理由としてよくあげてくださることをもとに、自己紹介をしたいと思います。先に私の外見についてお話ししておきます。

今の私は、街ですれ違った人にトイレの場所を尋ねれば、ほぼ１００％の方が男性トイレを案内してくださるような外見をしています。

しかし……

・生まれたとき、性別は女性と判断されました
・後に性染色体検査を行ったところ、ＸＸ正常女性型でした
・高校生の頃まで女の子として育てられてきました
・戸籍上の性別は女性となっています
・性別適合手術を受けていませんから女性器が存在するままです

・男性ホルモン摂取によって、一般女性よりは筋肉がつきやすくてひげも生えます。
・男性トイレと女性トイレの二択なら男性トイレに入ります
・職場では男子更衣室に私のロッカーがあります

これらは、私から明かさなければ知り得ないことばかりですね。それに、次の表を見てください。〝女性〟と〝男性〟が混在しています。

これが性同一性障害の当事者が持つ特徴であり、精神的苦痛や社会的困難を理解するのに最も重要な、〝性別の不一致状態〟です。

著者の西野の性別は、自分でもわかりません

戸籍や健康保険証	**女性**
使用しているトイレ	**男性トイレ**
体	**ほぼ女性**
見かけ	**ほぼ男性**
染色体検査	**ＸＸ正常女性型**
職場の自分用ロッカー	**男子更衣室**

それは……
男性と**女性**、どちらの要素も持ち合わせているからなのです。

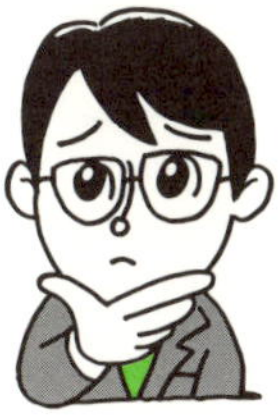

自分の性別が『わからない』のは

もう少し話を進めたいと思います。質問3（西野の性別）についてです。

私は、女性として出生した性同一性障害の当事者です。このように言うと、「では、今は男性ってことでいいんですね」と勝手に納得されてしまうことがよくあります。しかし、私は、それに気持ちよくうなずくことが難しいです。**率直にいうと、私は自分の性別が『わからない』**、この言葉に尽きます。

なぜなら、私は、私自身が男性とされる部分と女性とされる部分の両方を持っていて、それが混在した状態にあることを誰よりもよくわかっているからです。

男性とも言い切れない。女性とも言い切れない。

だから、私は、男性と女性のどちらなのかと問われても、答えようがないのです。

私が性同一性障害の当事者だからこそ感じている、この「わからない」という感覚は、性別の不一致を抱いたことのない方にとっては理解し難い感覚でしょう。

そこで、それに近い感覚をみなさんとも共有してみたいと思います。

みなさんは「生」と「死」の境界について考えてみたことはありますか。漠然と考えているとき、「生」と「死」には、どこか明確な違いや線引きがあるように感じられます。ところが、その境界を厳密に考えようとすると、何をもって死を判断するのかはとても難しい課題となってきます。生死の境界は心臓停止？　それとも脳死？　いや、自らの意思を表現できなくなったとき？

少なくとも私は、これに明確な答えを返せません。**生死の境は、生命の捉え方によって異なっていて、それを一括《くく》りに考えるのは難しく思います**。

こういったときに感じる「わからない」を、私は、男女の境にも感じています。

世間一般では、パン屋さんからパンを盗むことは犯罪です。子どもにはやってはいけないことだと、毅然《きぜん》と教えることも必要でしょう。ですが、もしそこが貧困にあえぐ紛争地帯であったらどうでしょう。何日も食べていない子どもが空腹に耐えかね、思わずパン屋さんのパンを口に入れてしまいました。これも叱るべき悪事でしょうか。急に答えに窮《きゅう》して戸惑う方もいらっしゃるのではないでしょうか。**いいこと・悪いことの境も、実は、明確な線引きが簡単ではありません。**

たとえば、こういったときに感じる「状況によって違うから……」「一括《くく》りにいわれても……」、という戸惑いを、私は、性別記入欄の前で感じています。

私たちはよく「頭がいい／悪い」という言葉を使います。これも漠然とした言葉です。国語・数学・英語・理科・社会のうち、数学だけはずば抜けてよくて、ほかの教科は平均を下回るとき、あるいはほかの4教科は平均的でも社会が全国トップレベルなとき、これを頭がいいか悪いかで言い切ることは難しいように思います。

それぞれ違った要素が集まり、「ひとまとめにされると言いにくい」「別々に見ないとわからない」という感覚です。性別について、男性とされている部分と女性とされている部分が混在している私は、〝性別〟というざっくりとした言葉で自分の状態を問われても、「そんなこと言われても…」「答えるのは戸籍の性別？　それとも普段暮らしている性別？」と困惑を覚えてしまいます。

男性・女性のどちらかに○をつけるように求める性別記入欄は、そこここにあります。ところが、身体の性別だけを取り上げても、必ずしも男性と女性のどちらかに振り分けられない状態にある、性分化疾患の方々がいらっしゃいます。趣味嗜好《しこう》に男女の別はありませんし、心の性別は、男性らしさ・女性らしさのバランスによって、形作られているという考え方もあります。人は、男と女のどちらかに振り分けられるという『性別二元論』の考えは、案外、現実にそぐわないものです。自然は、多様性を好むということの顕れなのかもしれません。性同一性障害の当事者が集うような場というのは、男だとか女だとかで一概に捉《とら》えられない者があふれる場ともいえます。その中にいると、男女を振り分けることの不毛さを痛感させられます。もちろん、それぞれに自分が認識する性別（性自認）というものがあるので、互いにそれを尊重しますが、最終的に辿《たど》り着いていくのは、性別二元論を超えた人間同士として価値ある時間を共に過ごせるようになっていくことのように思われています。

このように、私が自分の性別を「わからない」と言うのは、すべての要素が一貫した男性／女性ではない自分の存在を、男性とも女性とも言い切れないからです。さらに、男性と女性というその境すら曖昧《あいまい》で——明確な線引きなどをし得ないことをよく知っているからなのです。

当事者の心と性自認

性同一性障害の当事者の心情を理解する上で、もうひとつ重要なことをお話ししておきたいと思います。心の性別と性自認（自分の性別がどうであるかという自己認識）の違いです。性同一性障害について日本語で説明されている文章に、「**心と身体の性別が一致しない**」と書かれているのをよく見かけます。明確に間違ってはいないのですが、この表現が比較的よく知られてしまっていることから生じる困り事もあります。

たとえば、性同一性障害の当事者が親しい女性に、自分は性同一性障害の当事者なのだと告白（カミングアウト）したようなときです。そのとき、当事者でない女性から、「私も男っぽいところがある」や、「私も小さい頃、男の子みたいに活発だった」などと言われたとします。もちろんそれは、私たち当事者を安心させたり、共感しようとしたりしての言葉とわかっています。気遣ってくれていること、理解しようとしてくれていることに嬉しさや感謝も抱かれます。

しかし、一方で、「やっぱりわかってもらえなかった……。」と悲しい思いや落胆を感じてしまうこともあります。

なぜでしょうか。

それは、こうした言葉をかけてくれた方に、「じゃあ、あなたの性別は？」と尋ねたら、「え？　それは女性だけれど？」と返ってくるからです。

私たち性同一性障害の当事者は、この、「あなたの性別は？」という問いに困惑したり、身体的性別と反対の性別を答えたりすることを特徴とします。男っぽさ・女っぽさのような〝らしさ〟は、その人の心のあり様であって、そうした「心」には、もともと性別なんてありません。千差万別ではないでしょうか。考え方や趣味嗜好に、男らしさや女らしさなど、性役割を求めるのが好まれなくなってきているのと同じです。

一方、私たち性同一性障害の当事者に顕れる特徴は、性格や言動の男らしさ・女らしさとは異なり、「自らの性別と認識している性別」（≒性自認）にあります。性別欄に書かれた男性・女性の二択を前にして、「体（戸籍などの場合もあり）の性別は男性／女性だけれど、本当の自分は男性／女性ではなくて……」という困惑や苦悩があるか、ないかというのは、性同一性障害の当事者とそうでない方々を分ける、最も特徴的な感覚の違いといえるかもしれません。

また、こうした特徴的な感覚のあり様は、性同一性障害の当事者同士であっても、それぞれ異なる様相を示します。**身体的性別とのギャップの大小と苦悩や苦痛の強弱は、必ずしも連動しない**ことも覚えておいていただければと思います。

この本を読み進める心構え

この本は、性同一性障害の当事者であり、支援者でもある者によって書かれていますが、性同一性障害について知るための本ではありません。

性同一性障害の当事者だからというような、一括りにした理解や正しい対応の仕方が書かれているわけでもありません。

本書には、性別違和感を抱く一人ひとりの苦悩に寄り添う心構えや、大切な未来をよりよく考えたり選択したりするのに役立つ対応例などが書かれています。**「性別違和感」は、性同一性障害の当事者が抱く、性別の不一致に由来する心理的・精神的苦痛のことです。**

性別違和感を抱く子どもと、その周囲の方々が共に笑い合えるような瞬間を増やしていくためにこそ、役立てていただきたいと思っています。

性同一性障害については、専門家であってもわかっていないことが驚くほど多くあります。むしろ、わかっていないことの方が多いと言った方がいいかもしれません。ですから、特徴的な困難や必要な対応についても、ある種の曖昧さを残したまま理解しておく事が適切です。正解はありません。

えっ……正解がないの？　と思った方、大丈夫です。ヒントは、あなたの目の前にいるお子さんたちがちゃんと持っています。そのヒントの見つけ方が大事なのです。

まだまだ知識が足りないからと本を閉じようとしている方、その必要はありません。知りすぎて決めつけるよりも、知らないことを知っていることの方がずっとずっと意味のあることですし、先入観なくかかわり方や支援を考えていく上では、むしろ近道にもなるでしょう。

さあ、読み進めていきましょう。

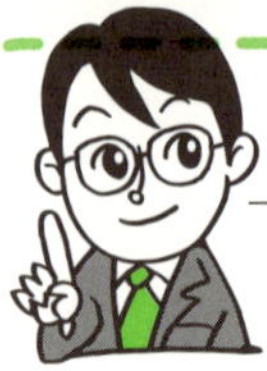

Nishino's Column 1

性同一性障害がテーマの絵本

くまのトーマスはおんなのこ
ジェンダーとゆうじょうについてのやさしいおはなし
ジェシカ・ウォルトン著（ポット出版プラス）

テディベアのトーマスは、女の子になりたいと悩んでいました。親友のエロールに本当の自分を知ってもらいたくても、それを打ち明けたら、エロールと友だちでいられなくなってしまうかもしれない……

しかしトーマスは勇気を出して本当の自分を打ち明けます。そんなトーマスにエロールは「大事なのはきみがぼくの友だちだってことさ」と答えたのです。

作者のジェシカ・ウォルトンは、男性から女性に性別移行をしたトランスジェンダーを親に持ちます。

この本は、そのことをジェシカ自身の子どもに伝えるために自費出版されたものです。タイトルにある通り、ジェンダーと友情について学べると各国でベストセラーになっています。

子どもも大人も一緒になって性の多様性について学べる一冊です。

Chapter 2

性同一性障害・性同一性障害当事者とは

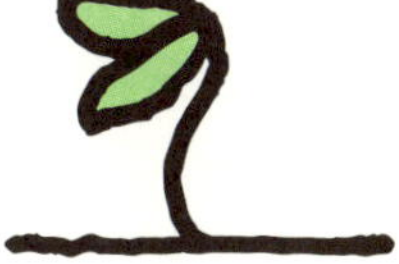

診断名としての『性同一性障害』

Chapter 1でお話しした性別の不一致状態を医学的な言葉で表現すると、「生まれたときの身体的な性別の特徴と自分の性別に関する認識が一致していない状態」といえます。この性別の不一致のために抱かれる「性別違和感」は、非常に苦しい思いを生じさせます。日常の社会生活に重大な支障が生じてしまっている人の場合は、主に精神科医によって『性同一性障害』(Gender Identity Disorder の頭文字を略してGIDとも呼ばれる)と診断されます。実際にはもっと詳細な診断基準があり、研究の進展による変遷もありますが、次のようなふたつの方向性から説明されるのが通例です。

(A) 身体的性別に対する拒否感・嫌悪感がある

(B) 身体的性別とは異なる性自認に沿った性別になりたいと願う

ここでいう身体的性別とは、主に、生まれたときに与えられた体の性別のことを指します。性同一性障害分野では、持って生まれた身体的性別が男性である場合をMTF（Male To Female：男性から女性へ）、持って生まれた身体的性別が女性である場合をFTM（Female To Male：女性から男性へ）と表現するのが一般的です。ただし、（B）をよく見るとおわかりいただけるように、それぞれが持つ性自認は、身体的性別と反対とは限りません。反対ではないことをより強調するために、MTX（Male To X：男性から男性でも女性でもない存在へ）、FTX（Female To X：女性から女性でも男性でもない存在へ）と表現する場合もありますが、MTF・FTMという表現それ自体も、男性から女性、女性から男性、というように杓子定規に性別の転換を指し示すものではありません。

これから本書のなかでもしつこいくらい繰り返しお伝えすることになるかと思いますが、“男じゃないなら女・女じゃないなら男”のような性別二元論の発想にとどまっている限り、真の理解も寄り添いもないと思っていただいても構いません。人の性別は男と女のふたつに分けられるのだという性別二元論の発想にこだわり続けてしまうことは、性同一性障害の当事者を、男とも女ともいえない特異な存在と位置づけ続けることにもつながります。当事者も支援者も、性別二元論から自由になっていくことが大切なのです。

LGBTのT（トランスジェンダー）

『性同一性障害』というのは一種の診断名ですが、自分の性別に不一致感や違和感を抱いている人たちが、自分の状態を説明するために使う言葉でもあります。

たとえば、性同一性障害の当事者たちが集まる自助的な交流会では、医師に診断されたことがない人でも、「自分は性同一性障害の当事者で……」「私はMTF／FTM当事者です」などと自己紹介することがあります。当事者が診断名と同じ言葉を使って自分の状態を表現するのは日本に特有な現象で、海外では、「I am a Transgender.（邦訳：私はトランスジェンダーです）」と自己紹介されることが主流です。「I have GID(Gender Identity Disorder).（邦訳：私は性同一性障害（という診断）を持っています）」という表現とは明確に区別されることが多いそうです。

日本では、性自認が生まれたときの身体的性別と一致しない状態にある人々を広く指し示すのが「トランスジェンダー」、そのなかの、身体的性別のまま生きようとしても性別違和感のためにそれが困難で性別移行をせざるを得ないような人々を指し示すのが

「性同一性障害当事者」と理解していただけるとよいと思います。

参考までに、日本で一番大きな性同一性障害の当事者団体として知られている『一般社団法人gid.jp日本性同一性障害と共に生きる人々の会』の公式パンフレットに書かれている説明文を紹介します。

性自認が出生時に割当てられた性別と対応しない状態にある人々を広く指し示すという意味では、性同一性障害の当事者も「T」の一部に含まれると言えます。

しかし私たちは、あえて性同一性障害という言葉を使っています。性別を自ら自由に選択したいのではなく、笑顔で生きていけるようになるために性別移行を必要とするのだと理解しているからです。私たちは、性別違和感のような生死にかかわる苦しみも、性別を移行していくなかで味わう苦しみも、自ら積極的に選択してはいません。

生きていくために必要な医療や福祉、社会環境などが整えられていくことによって、社会の中のひとりとしてごくごく自然に生きていけることを願い、求めています。

最近、セクシャルマイノリティ（性的少数者）を表現するためによく聞くようになったのが、『LGBT』です。

LGBTは、種類と特徴の異なるセクシャルマイノリティ当事者を表すアルファベットを4つつなげてできている言葉です。Lが女性同性愛者（Lesbian：レズビアン）、Gが男性同性愛者（Gay：ゲイ）、Bが両性愛者（Bisexual：バイセクシャル）、そしてTが性同一性障害当事者も含むトランスジェンダー（Transgender）を表します。こうして4文字が並んでいるとそれぞれ独立しているように見えますが、実際には、LGBとTとの間で大きな違いがあります。

L・G・Bの3つは、性的指向（人の恋愛・性愛がどういう対象に向かうのかを示す概念）に関してマイノリティ性を持つといえます。これに対して、Tは、身体的性別と性自認の状態が不一致状態にあるということにマイノリティ性があります。それぞれが少数派として別個に活動していてもなかなか世間に声が届かないため、目指す目的が一致する人権運動などのなかでは、手を携えて活動することがあります。しかし、LGBとT（性同一性障害当事者を含む）では、抱えているマイノリティ性や直面している困

難が異なることも多いのが現実です。

最近は大企業などがLGBT対応を行うことにしました！　と宣言することが多くなりました。たとえば……

・同性同士でもパートナー成立の祝い金を出す
・保険金の受け取りに同性パートナーを指定できる

などがあります。しかし、これらの恩恵にあずかれるのは主にLGBの方々であって、性同一性障害の当事者である私たちにとっては大きな喜びとはなりません（もちろん、性同一性障害の当事者のなかにもLGB当事者はいますから、彼らにとっての恩恵は大きいと思います）。こうした話をすると、性同一性障害の当事者であっても戸籍の性別を変えていない人にとってはよい変化なのでは？　と尋ねられることがよくあります。

たとえば、私は戸籍の性別は女性のままとなっているFTM当事者で、一般女性とパートナーシップを築いていますので、同性パートナーとして申請すればなんらかの恩恵を手にできるかもしれません。

しかし私は、どんなに恩恵があったとしても、その申請はしないと思います。なぜなら、女性パートナーと『同性の女性』としてそうした実利を得たとしても、私にとってそれは大きな心理的傷つきをともなうものだからです。変えられない戸籍の性別をやむなく引き受けている私ですが、自ら積極的に、私は女性ですという申請などしたくないのです。

新聞やニュースでは、それがＬＧＢだけに関するものでも、Ｔや性同一性障害の当事者だけに関するものであったとしても、タイトルにはキャッチーな「ＬＧＢＴ」がつけられていることがほとんどです。そのため、**ＬＧＢとＴの違いがわからない、同じようなものではないのか、などと質問されることが本当に増えてきました。**

各所で開催されているセクシャルマイノリティ研修でも、ＬＧＢＴと題されて、一括《くく》りにされがちです。講師もＬＧＢの当事者であることが多く、結果的に、私たち性同一性障害の当事者が声を届けられる機会は、減っているように思います。

セクシャルマイノリティ自体がマイノリティ（社会的少数者）ですが、そのＬＧＢＴのなかでもさらにマイノリティである私たち性同一性障害の当事者は、どんどん私たち

の存在が薄れてしまっていることを悲しく悔しく思っています。ＬＧＢとＴや性同一性障害当事者、みんなに光が当たって欲しいと心から願っています。

日本における性同一性障害の当事者

日本に性同一性障害の当事者がどのくらいいるのか、正確な数字はわかりません。性同一性障害に関して最も多くの情報が集まっていると思われるＧＩＤ（性同一性障害）学会での研究発表や掲載論文を追ってみても、調査によって桁《けた》数からして異なっているのが現状です。しかもＧＩＤ（性同一性障害）学会が把握している数は、医療機関にかかっている人数から割り出されたものですから、実際に性同一性障害の当事者として生きる人々の数は、未知数といっていいでしょう。

ただ最近、巷でいわれている、「学校の教室に1名〜数名はいる」というようなことはないというのが私たちの実感です。そんなに高い割合で存在しているのであれば、私たちは、こんなにも孤独や自己否定感に苦しんでこなかったことでしょう。周囲に似た人がいないからこそ、自分だけがおかしいと悩むのです。

近年、社会のなかにおいても学校においても、以前より性同一性障害の把握数が増えています。しかし、この背景には……、

・性同一性障害に関する認知が広がったこと
・性同一性障害の当事者と告白できる人が増えてきたこと
・性同一性障害の当事者の概念自体がやや広がってきていること

などがあります。実際の存在数が増えているかどうかを改めて考える必要があるのかもしれません。

現実には、実数が少ないことによって他人ごとのように捉えられてしまうこと、他の課題や問題に比べて対応や取り組みが後回しになってしまうことなどはまだまだ多く、誤解や偏見の払拭も途上にあります。生きづらさの解消や軽減のためには、多くの努力と世間のさらなる理解が必要ではと感じられています。

性別違和感を抱く子どもたち

思春期より前の幼少期（幼児期・児童期）にも、性別違和感を訴えたり、身体的性別と反対の言動や服装を好んだりする子どもがいます。しかし、国内外の研究や医師の経験から、こうした子どもたちのうち思春期後や成人してからも性別移行を必要とする者の割合は高くないことが知られています。1割にも満たない、数％台にすぎないと報告している医師などの専門家もいます。

こうした報告には重要なヒントが隠されています。子どもに性別違和感が見え隠れしたり、その言動が身体的性別と不一致であったりしたとしても、すぐに性別を移行していくための特別な支援をする必要はない、ということです。

だからといって幼少期に何もしなくていいというわけではありませんが、本当に性別を移行する必要があるかどうかの見極めは、思春期以降まで待ってもいいのです。

ここで少し、私の幼少期を紹介したいと思います。読んでいて、〝ああ、あの子も〟〝ああ、私も〟などと思うところがあるかもしれません。そして、そう感じた大多数の方たちは、後《のち》に性別移行を必要とせず、身体的性別に沿った成長を遂げていっていることでしょう。

私は女きょうだい※の中で育ちました。きょうだいもいとこも、近所の同年齢の子どもも、女の子ばかりでした。そのためか、家の中で触れる絵本やおもちゃは女の子向けのもの。遊びもおままごとや看護師さんごっこ。中学生頃までは、漫画といえば姉たちが買った少女漫画でした。

同時に、家業の影響からか、木材に釘を打ったり金属やパイプを加工装飾したりするのが好きでもありました。

ある年、幼稚園のお遊戯会に、男の子と女の子が音楽に合わせてペアで踊る演目がありました。練習は体操着で行います。私は、女の子側として男の子とペアを組んで踊ることになりましたが、そこに抵抗は示さず、家でも覚えた踊りを披露して楽しそうにしていました。ところが、本番が近づき、本番用に用意されたキラキラフリルのお姫さま衣装を着ての練習が始まった頃から、様子が変わってきました。そのお姫さま衣装を着ることが嫌だったのでしょう。それまで元気に踊っていたのに、衣装合わせの声をかけられたとたん、表情を曇らせしぶる様子がホームビデオに残っています。

※きょうだい……ここではあえて「きょうだい」と表現しています。

小学校に入学し、園服から私服通学に変わりました。小学校1～2年生の間は、母親が用意してくれたフリルのスカートや靴下を言われるままに着ていました。それが変わり始めたのは、小学校3～4年生の頃です。女の子は、スカートが鉄則のような雰囲気だったところに、「スパッツ」が流行《はや》り始めたのです。友人が着てきているのを見て、自分も買って欲しいと珍しくねだりました。それを穿《は》いたときにすごくしっくりきたことを今でも覚えています。それ以降はスパッツしか穿きたがらず、私のトレードマークのようになっていきました。

同じような頃から、私は親に「なんで男に産んでくれんかったの?」と、よく尋ねるようになったそうです。私は、全く覚えておらず、親に聞いて「へえ」と思いました。将来何になりたいかを書く宿題に、「男になりたい」と書いて見つからないように消した記憶はあります。そう言いながらも、小学校4～5年生のときには、女の子の間で人気になっていたリリアン編みが大好きでした。暇があるとリリアンを編み、お小遣いで新しい刺繍糸を買いたがりました。

小学校5年生頃になると、男子による女子のスカートめくりが教室で流行りました。男子が姑息な手を使って女子たちを泣かせることに我慢ならなかった私は、首謀者の男子を廊下まで追いかけ、空手チョップを食らわせたのです。無口で誰とも馴染まずにいた私の大立ち回りに周囲は唖然としていました。担任の先生に見つからなかったのは幸いでしたが、相手の男子から、「チョッパー」というあだ名をもらってしまいました。由来を尋ねられて困ってしまったのも、いい思い出です。

どうでしょうか。大人になった私が当時をふり返ってみると、確かに幼い頃から性別に対してなんらかの違和感を抱いていたようにも読めます。

しかし一方で、もの作りが好きな女の子、一時的に男の子に憧れる女の子もそう珍しい存在ではありません。これらのエピソードの中に、ああこれは性同一性障害の当事者だ！　と決定づけるようなものは何もないのです。私が初めて父にカミングアウトしたとき、父が言った「お前は女の子だったたじゃないか⁉」という言葉も、今の私なら納得できるところがあります。言われた当時は、否定をされたような気がしてかなりのショックを受けましたけれど。

幼少期の子どもと性別の不一致

人が性別という概念をしっかり理解したり、男女同士で小集団を作ったりするようになるのは、小学校3～4年生頃からです。それまで、子どもはそこまで強く自分や他者《ひと》の性別を認識しないものです。**認識しているような言動があってもその場その場に見え隠れするだけで、持続的に自分の性別を認識し続けられるまでにはまだまだ成長・発達が必要となることが一般的です。**

ですから、幼心に、「僕は女の子」「私は男の子」と思ったり、なんらかの性別違和感を抱き始めていたりしたとしても、自分でそれをうまく認識し、言葉で表現できるような子どもはごくごく稀《まれ》です。

幼少期の子どもの場合は、周りにいる大人たちが普段の言動から違和感や食い違いへの疑問を抱き始め、「性同一性障害なのかもしれない」と心配することから表沙汰になることが多いです。しかし、大人が気づかないまま成長し、ひとりで悩みを抱えていくこともあります。**このとき、どうして大人が気づかないのかと、自分や周囲を責めては**

いけません。自分が周囲の人たちと違うかもしれないという感覚は、本人にとって大きな脅威や恐怖をも感じさせるものです。まずは、本人なりの心の準備を整えることです。大人ばかり大慌てしては、本人が置き去りになってしまうからです。

次に、後《のち》に性同一性障害の当事者であることがわかった人が幼少期に見せる特徴的な行動をいくつか紹介したいと思います。ただ、**子どもの置かれている生活環境やきょうだい関係などによって生じている場合も十分に想定されます**。繰り返しになりますが、次のような特徴的な行動が見られるからといって、一概に『性同一性障害』を疑うのはまだまだ時期尚早です。

・身体的性別とは反対の性別向けの洋服やおもちゃを好む
・身体的性別と同性の子とは遊びたがらない（うまく遊べない）
・身体的性別とは反対の性別でよく好まれる色や髪型を好む

（身体的性別でいう男の子が髪の毛を伸ばしたがる、スカートを穿《は》きたがる、身体的性別でいう女の子が男の子とのチャンバラ遊びを好む、一般的に女の子らしいと

いわれるような立ち振る舞いをしない、など）

第二次性徴《せいちょう》を迎える子どもと性別違和感

小学校5〜6年生頃から中学生にかけて、多くの子どもが第二次性徴を迎え、肉体は日増しに男らしい／女らしいものへと変わっていきます。**こうした思春期の変化は、性別違和感を持たない子どもにも戸惑いや混乱を覚えさせるものとして知られています**。

性自認がどのようなものであるかとは関係なしに、身体的性別の特徴が顕著になっていくこの大きな変化は、性自認と身体的性別が合致していない子どもの性別違和感を強め、その精神的・心理的苦痛をひどく増大させます。否応なしに性自認とは異なる方向に変わっていく肉体から逃れるために、いっそ死んで自由になりたいとさえ思い詰めてしまうこともあります。

性別違和感を抱いている子どもたちが感じる苦悩や苦痛は、こうした内面的な葛藤《かっとう》だけではありません。体の変化は見た目にも明らかなものです。周囲からは、「男の子っぽくなったね」、「女の子らしくなったわね」などと褒《ほ》められたり認められたりすることが増えます。性別違和感を抱えていると、それは、自分が自分らしくなくなっていくことを褒められ認められることにもなってしまうのです。

自分がそのように見られていることを気に病んで、人目を避けるようになったり、引きこもりや不登校状態に陥ってしまったりすることもあります。

ここで、先ほどと同じように、後に性同一性障害の当事者であることがわかった人が思春期に見せる特徴的な行動を、いくつか紹介したいと思います。この時期には、性別に関して自己認識する能力がしっかり育ちつつあります。本人から性別違和感の訴えがあった場合や、明らかに性別の不一致によるものと察せられる言動がある場合には、性同一性障害の当事者となる可能性が高いものと認識し、対応する必要が生じてきます。

一方で、この時期であっても、次のような特徴的な行動が見られれば、直ちに『性同一性障害』を疑うというのは適切ではありません。本人の心の準備ができていないうちに性同一性障害ではないかと問い詰めたり、カミングアウトをしきりに促したりしてはいけません。すでに大人に近づきつつある子どもたちですから、本人の意思と準備状況を尊重するということが最も大切なこととなります。

■男性の身体的性別で生まれた場合

・すね毛などの体毛をしきりに気にしたりツルツルに剃り上げたりする
・声変わりした声を出したがらないために無口になる
・身長が高くなったり肩幅が広がったりしているのを猫背で隠そうとする　など

■女性の身体的性別で生まれた場合

・胸の膨らみを押しつぶしたり隠そうとしたりする
・女の子同士で一緒に着替えたりトイレに行ったりするのをひどく嫌がる
・初潮がきたことを隠したがったり生理用品の所持をひどく恥ずかしがったりする

■身体的性別にかかわらず嫌がることが多い事柄

・身体的性別に即した制服の着用
・上半身裸や下着での集団身体測定
・水着着用での水泳の授業やそれにともなう集団での着替え
・林間／臨海学校や修学旅行などの集団入浴がともなう行事

ＦＴＭ当事者である私も、この第二次性徴には苦しみました。自分の肉体は明らかに女の子のもので、自分は女性なのだと頭でしっかりわかっていながら、ふと気づくと、「自分は普通の女の子と違う特別な存在で、いつか男になれるかもしれない」「このまま生理なんてこないかもしれない」という思いが頭をよぎるのです。偶然にも初潮が中学3年生の夏と遅かったために、どこか本気で「自分は特別でやっぱり女じゃないんだ」と思っていました。初潮がきたときの絶望感は筆舌に尽くしがたいものがあります。私にとって初潮は、〝あなたは女の子なのですよ〟という最後通牒《つうちょう》のように受け止められました。男性の身体的性別を持って生まれた場合には、夢精などでショックを受けると聞きます。

身体的性別という現実を突きつけられるこの時期は、深刻な精神的・心理的苦痛に苛《さいな》まれる危険が高い上に、性に関する話題を口にする恥の気持ちから、周囲が気づかないうちに悩みが深刻化しやすいという特徴があります。

思春期のメンタルヘルス

大人になって性同一性障害と診断された当事者を対象に、思春期に自傷行為や自殺企《き》図《と》、自殺未遂の経験があるのかを調査してまとめた、ある研究結果があります。それによると、性同一性障害と診断された者のうち、こうしたメンタルヘルス上の危機を経験した者は、半数を超えます。

臨床心理専門家として相談支援を数多く行ってきた私の経験的感覚にすぎませんが、一概に自殺リスクといっても、**性同一性障害の当事者が訴える〝死への願望〟と、うつ状態に陥った際によく訴えられる抑うつ的な希死念慮《きしねんりょ》（死にたいと願う気持ち）は質的な違いがあるようです。**

性同一性障害の当事者が第二次性徴期に抱く〝死への願望〟は、「もうこれ以上このままでは（身体的性別に即しては）生きていけない」「（男性／女性の）肉体から解放されたい」のように訴えられます。確かに肉体の〝死〟が願われているのですが、その肉体に身体的性別の特徴が反映されているがゆえに、強い苦悩や葛藤が抱かれています。

一方、うつに罹患《りかん》した方の場合は、希死念慮の訴え（「消えたい」「迷惑をかけるからいない方がいい」など）のように、自我が力なく消退《しょうたい》していくことを望みます。これは、性同一性障害の当事者にはほとんど見られません。

思春期には、一定数の子どもたちが自殺願望や希死念慮を抱きます。〝肉体への忌避・拒絶〟がある場合は、かける言葉や必要なかかわりを意識して変えることが有効です。たとえば、性別違和感のために制服を着るのが苦痛で悩む子どもに、「死んではだめ」「あなたがいなくなったら寂しい」などの声かけをしても、解決への道のりにはなかなかつながりません。それよりも、制服の下に穿《は》けるズボンを一緒に探したり、体操着やジャージで登校できないかと学校と話し合ったりした方がよほど効果的ですし、解決への道のりが開けてきます。その子どもが抱える悩みに寄り添うことでその本質を理解し、それに沿った解決を一緒に考えてあげることこそが必要といえます。

ここで示唆《しさ》に富んだあるエピソードを紹介したいと思います。

ある当事者交流会の場でのことです。強い自殺願望を持ったまだ中高生くらいのFTM当事者が母親と共に参加してくれました。自己紹介の順番が回ってくると、その子は強い自殺願望を訴え、隣に座る母親は、我が子を思い、ただただ涙を流していました。その交流会では、多くの当事者が自分のこれまでの苦悩や思いを語っていきました。なかには、つらい時期を経て今は幸せを手に入れた、という前向きな体験談もありました。すでに成人したさまざまな先輩当事者の話から、その子は何かを学んだのでしょう。最後に感想を発表し合う時間、その子は、「死にたいという気持ちの裏にある、（肉体から逃れて）本当の自分になりたいという思いに気づいた。死にたいわけじゃない。先輩たちのようになりたい」と感想を発表してくれました。数時間前には想像すらできなかった**晴れやかな笑顔**で会場を後にしてくれたのでよく覚えています。

性同一性障害の当事者ならではの自殺願望の背景は、「死んで楽になる」というよりも、「**肉体から逃れて本当の自分になりたい**」という、一種の欲求であることがわかります。自分の身体的性別やそれを前提にしてつながっていく未来が、受け入れられないからこその訴えなのです。

「自分らしく生きる道」に光が灯《とも》ることで、それまでの悩みが嘘のように軽くなり、事態が好転していくことを期待できるのです。

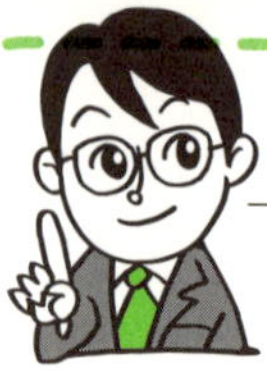

Nishino's Column 2

男の子は青で女の子は赤？

ひと昔前までのランドセルといえば、男の子は黒か青系、女の子は赤というのが定番でした。しかし近年、カラーバリエーションが豊富になり、性別に縛られることなく好きな色を選べるような風潮になってきました。

性別違和感を抱えている子どもにとってもそうでない子どもにとっても、好きなカラーを好きに選べるというのはすばらしいですね。

色に関してはなんとなく、男の子が青、女の子が赤、というイメージがありませんか？　ところが、学研教育総合研究所が2011年に実施した『小学生白書』は、おもしろい調査結果を公表しています。

男の子が好きな色の順位は、第1位から順に、青、赤、緑です。女の子の順位は、第1位から、水色、ピンク、青と続きます。色の好みの違いは、色自体ではなくて濃淡にあり、男の子は原色、女の子は中間色を好む傾向があるそうです。

そういえば、男の子が好む傾向にある戦隊ものの主人公は、赤がテーマカラーでしたね。女の子の洋服売り場では、確かに水色系をよく見かけます。

実は大人の方が、男の子は青、女の子は赤、なんていう固定観念に縛られているのかもしれませんね。

Chapter 3

事例に見る
性同一性障害当事者
の声

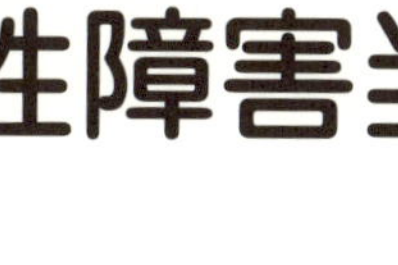

ここでは、私が今まで経験してきたよくある相談事例などを紹介しながら、どういったことをどのように留意すればいいのかについて、簡単に解説していきたいと思います。なお、ここに登場している事例は、私が経験してきたいくつかの事例をもとにしていますが、誰のことかわからないようにところどころ手を加えています。ある個人の事例としてではなく、よくある参考事例のひとつとしてお読みください。

◉幼少期の事例

事例1
父親Aさんからのご相談：女の子の体で生まれた4歳のお子さん

西野（以下、「西」）「Aさん、今日はよろしくお願いします。お子さんについて心配なことがあるとうかがいました。それについてもう少し教えていただけますか？」

Aさん（以下、「A」）「心配しているのは、4歳になる子どものことです。体の性別で

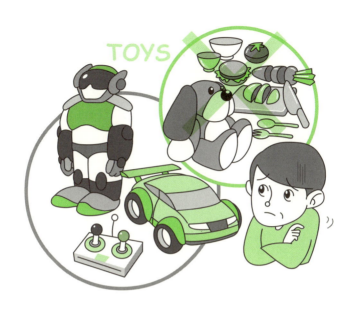

いえば女の子なのですが、やることが男の子みたいなんです。」

西「男の子みたいだとお感じになるのは、たとえば、どんなことからですか？」

Ａ「今年の４月から幼稚園に入ったんですが、女の子もたくさんいるのに、いつも男の子ばかりと混ざってやんちゃなことをしています。」

西「やんちゃなことというのは？」

Ａ「やんちゃといっても、走り回ったりどろんこ遊びをしたりといったくらいなんですが……。女の子たちがおままごとやお姫様ごっこで遊んでいても、それには一切混ざろうとしません。元気がいいだけならいいのですが、あまりに女の子と遊びたがらないので、妻が非常に心配しているんです。もしかしたら、この子は自分のことを男の子だと思っているんじゃないか、って。」

西「女の子と遊びたがらないこと以外にも、何か気になっていることはありますか？」

A「そうそう。服装も気になっているようです。よく女の子は、ドレスとかフリルのスカートとかを着たがるというか……、お姫さまみたいな服装への憧れみたいなものがありますよね。でも、そういったものには目もくれないんです。さすがに男の子向けの服を欲しがるようなことはないみたいなんですが……。男の子とばかり遊んでいるからなのか、最近は口調もだんだん荒くなってきています。」

西「ほかにもありますか？」

A「遊びと服装以外はそんなに……。あ、でも、うちの子は『青』が好きです。女の子だからと思って、私たち夫婦も実家の親たちも、赤とかピンクとかのものを買い揃えてあげていたんです。それが気に入らないみたいなんです。遊んでいる男の子が持っているような青とか水色のものにして欲しいなんてことを、よく妻に言っています。やはり、心は男の子ってことなんでしょうか？　男の子みたいにしてあげた方がいいんでしょうか？　妻は知るのがこわいというので、今日は私がひとりで来ました。でも、うちの子がひとりで悩んで苦しんでいるなら、私たちも男の子として育ててあげなくちゃって、妻も覚悟を決めようとしています。」

Aさん夫妻は少し前に、ひとり苦しんで自死してしまった性同一性障害当事者の親御さんが、後悔を語るインタビュー記事を読んだそうです。このままではいつか我が子も死を選んでしまわないかという不安に駆られ、お子さんのためには何かしなければいけないのではないかとひどく焦ったご様子でした。大切なお子さんのことですから、その心配や不安の大きさも無理はないと思います。

しかし、まだ4歳になったばかりですし、心配している事柄は、男の子っぽさ・女の子らしさに関することに留《とど》まっています。また、思い詰めているのは親たちで、お子さんの表情が沈んでいるとか、元気がないとか、そういったところはないという話でした。

私からすると、今の段階で性同一性障害かもしれないと勘ぐったり、こちらから先々を心配して、男の子と同じになるようにしてあげたりする必要はないと感じられました。

心配は、お子さんの言動に一般的に幼児期の女の子が見せる女の子らしさがないということに尽きるようですが、女の子だから女の子らしくしなければいけないということはありません。なによりも、Aさんのお子さんは毎日楽しそうに暮らしていて、嫌なことは嫌と言った後は、もうそんなことを忘れたように天真爛漫に外遊びなどをしているという話でした。その姿から苦しみや悩みを感じたことはないそうです。今を無理に変える必要はないでしょう。

ここがポイント

男の子らしさ・女の子らしさというのは、あくまでもイメージの世界の話です。おままごとより砂遊びが好きな女の子だっているし、外遊びが苦手でおとなしい男の子だっています。イメージというのは、もっと言えば、先入観ともいえます。主に大人がつくっている社会的な男女の意味づけを、せっかく天真爛漫に日々を過ごしているお子さんにあてはめる必要はないでしょう。それより、どんな色でもお子さんが好んで選ぶものを一緒に「いいね！」と楽しむ方がずっと有意義です。不安げで心配顔をしているより、お子さんの選択や好みを尊重して一緒にニコニコしながらいる方が、情緒的発達によいと思いませんか。選ぶ色などで一喜一憂してしまうのは、とてももったいないことです。

頭の中にある先入観や不安に思いを巡らせるのではなく、今のお子さんの表情や姿をよく見守ってあげてください。今後、性同一性障害の当事者となる可能性はゼロではありませんが、そのことは頭の片隅に置き、いつかお子さんのＳＯＳがはっきりしてきたときに、また相談しようという心づもりでいれば十分でしょう。

事例２

母親Ｂさんからのご相談：男の子の体で生まれた３歳のお子さん

西「今日はどのようなご相談でしょう？」

Ｂ「私の子どもについてです。生まれたときは確かに男の子で、私もそう思って育ててきたんですが、最近、自我が芽生えてきてから、すべてにおいて女の子のようなものを選ぶようになったんです。」

西「具体的には、どのような気になる選択があるんでしょう?」

B「本当に全部なんです。おもちゃも服装も好きな色も……。」

西「親御さんが違和感を覚えたような具体的な場面を、いくつか教えていただけますか?」

B「一緒にお洋服を買いに行くようなときです。うちの子は、スカートとかブラウスとか、女の人の服装に憧れているみたいなんです。お店に入ると、私の手を引っ張って女性もののコーナーに寄っていきます。子ども服売り場でも一緒です。」

西「女の子向けのお洋服を着たがることもあるんですか?」

B「あります。さすがに外ではと思って我慢させていますが、あまりに着たがるので、家の中では上のお姉ちゃんのおさがりを好きに着させるようにしています。」

西「ほかに気になっていることはありますか?」

B「私が化粧をしているところを、いつもじーっと見ています。かえってお姉ちゃんの方がこういったことに興味がなくて、お化粧しないで早く遊んで欲しいなんてねだります。うちの子、この前はついにお化粧をしたいなんて言って……。」

西「どうされたんですか?」

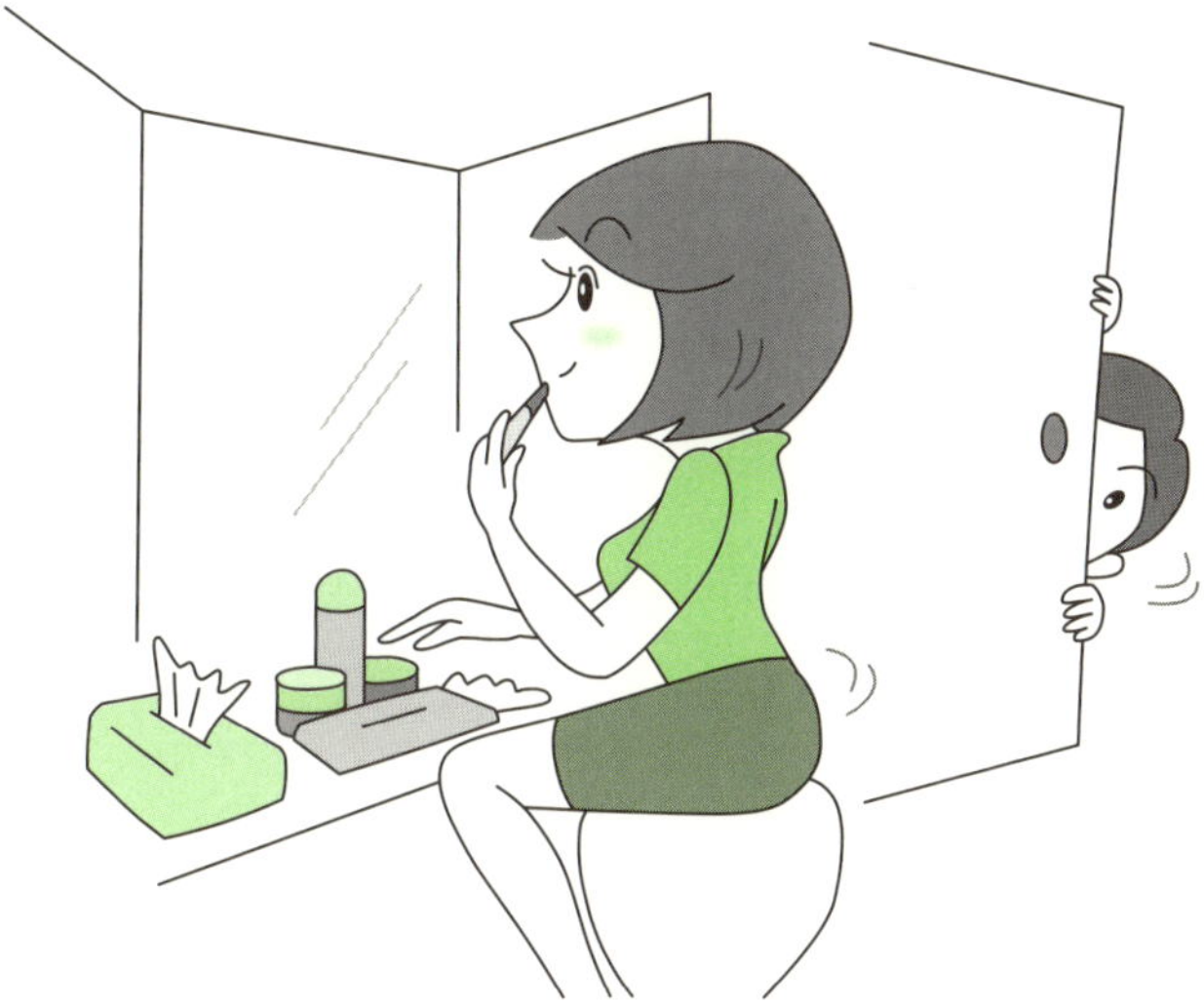

B「これは大人がするものなんだよって言って、口紅の代わりにリップクリームを塗ってあげました。」

西「それは上手に対応されましたね。ほかには？」

B「実は、相談したいと思った一番のきっかけは、先日お風呂場でのことなんです。うちの子を先に脱がせて待たせているときです。自分のおちんちんを引っ張って、『これはいつ取れるの？』と聞いてきたときには……。頭のなかが真っ白になるってこういうことなんだな、って。もう何がなんだか……（涙）」

西「お子さんは苦しそうでしたか？」

B「それはなかったです。まだ自分のことがよくわかっていないんだと思います。いつも私やお姉ちゃんと同じになりたいって言っています。」

Bさんは半年くらい前からお子さんの言動に違和感を覚え、心配の思いを募らせていました。インターネットでいろいろと調べているうちに、性同一性障害の当事者が幼少期に訴えるような内容にとても近いと感じたそうです。もしそうなら我が子の思いを受け止めねばと、家の中では女の子がするようなことでも、なるべくお子さんの希望に沿うように工夫してきていました。そんななか、お子さんが体への拒否感のようなものまで訴えてきたことで、これはもう性同一性障害なのだろうと、半分覚悟を決めて相談にいらっしゃいました。不安や心配、迷いを抱え、どんなにかつらい日々だったでしょう。

女の子のようなものを好むのに加え、男の子ならではの体の特徴を嫌がっているようです。性同一性障害の可能性を心配されるのも頷《うなず》けます。しかし今のところ、お子さんが性別に関して苦しんでいる姿は見られていません。Bさんが自らおっしゃっているように、**まだ自分のことがよくわかっていない時期の言動です。お子さんの言動の背景に**

あるのは、性別違和感ではなく、母親であるBさんやお姉ちゃん、つまり身近にいる大好きな人と同じになりたいという気持ちにとどまるのかもしれません。この段階で性同一性障害かどうかを判別することは非常に困難です。ですから、思い詰める必要はありません。覚悟を決めるのは、もっといろいろなことがはっきりしてからでいいのです。

ここがポイント

Chapter 2でも少しお話ししましたが、性別の違いや自分の性別をしっかり認識できるようになるのは、早くても就学後と思っていただいて構いません。3歳頃というのは、「仮面ライダーになりたい」「お姫様になりたい」など、大人からすると非現実的な願望でも、本当にそうなれると信じ込んで憧れるような年齢です。それと同じように、「女の子になりたい」「お母さん／お父さんと一緒になりたい」と本気で憧れることだって十分にあり得ます。誤解を恐れずに言えば、大人が真剣に悩まなければいけないほどの深い意味はない可能性の方がずっと高いのです。

これからお子さんがどのように育っていくのか、後々性別違和感を抱くようになるのか、この時点で断定できる人はいません。専門家であっても同様です。ですから、家の中で好きな格好をさせてあげたり、口紅の代わりにリップクリームを塗ってあげたりすることで満足させてあげるという対応で十二分です。もし外でも同様の言動をするようならば、**周囲には、「うちの子は性同一性障害みたいなんです」ではなく、「どうしても私やお姉ちゃんと一緒がいいみたいなんです」程度の説明にしておきましょう。**性同一性障害であってもなくても、後々支障がないようにしておくことが無難です。

周囲の大人が心配し始める～幼少期の気になる言動～

幼少期によく寄せられる相談の第1位は、「(身体的性別に対して)反対の性別のようにしたがるのをどう対応したらよいかわからない」というものです。この時期の子どもは、秘密を持ったり相手を気遣って自分の願望を隠したりするという能力が、まだ十分に発達していない状態にあります。ですから、大多数のお子さんは、自分のしたいこと・

やりたいことをストレートに表現します。そのため、したい・やりたいと言われたことにどう対応してよいかが親御さんたちの悩みになりやすいのでしょう。

この時期の子どもは、自分がしたいことや好きなことに〝ダメ〟と言われることに慣れていません。だからこそ、何か〝ダメ〟と言われたときにかんしゃくなどを起こすのです。こういったとき、**大人として許容できることであれば気持ちに添ってあげる、認められないことであればやみくもに〝ダメ〟とは突っぱねずに関心を持ってくれそうな別の案を伝えてなだめる、などの対応をされているかと思います**。身体的性別とは反対の性別のお子さんに、したい・やりたいと訴えられると戸惑ってしまうかもしれませんが、対応の基本は、そのほかの事柄と大きな違いはありません。

たとえば、身体的性別とは反対の性別の服装がしたいと訴えられた場合です。お子さんはまさか、〝ダメ〟と怒られるとは思わず言っていることがほとんどです。まずは〝そうなんだね〟と受け止めてあげることが大事です。**その後のお子さんの心（自己肯定感や新たなことに挑戦したいと思える気持ち）の発達において、自分がしたい・やりたい**

と伝えたことを認めて支持してもらえる経験をいかに積んできたかが大きな意味を持つからです。

その上で、お子さんが周囲から好奇の目で揶揄《やゆ》されてしまわないか、これからさらに成長していくなかでかえってつらい思いをさせてしまわないかを考え、より楽しく日々を過ごせるような方法を提案してあげるのが親御さんの役割です。たとえば、次のような提案ができるでしょう。親御さんがしっかりと見守ってあげられる家の中では好きな格好をさせてあげる。より中間的な第3案の選択肢を与えてあげる（髪の毛ではなく服にお気に入りのリボンをつけてあげる、スカートの代わりにピンク色の服にしてあげる、など）。今時は男の子向けか女の子向けかはっきりしていない子どもも服などもたくさんありますので、そこから選ばせてあげることもできます。もちろん、親御さんが自信を持って「うちの子は好きにさせてあげているから」と見守りながら好きなようにさせてあげてもよいでしょう。

できればしないであげて欲しいと思うことも、お話ししておきます。お子さんのしたい・やりたいを押しとどめなければいけないようなとき、なんらかの制限を設けてあげないといけないようなとき、「あなたは男の子／女の子なんだから」というような表現は避けてください。

どういうものが男らしくてどういうものが女らしいかは、大人の社会が決めていることにすぎないのです。こういうとき、よくあげられる例に、スコットランドの伝統衣装「キルト」があります。

男性がタータンチェック柄の布を腰に巻いて身につけるのですが、見た目にはスカートのように見えます。これはスコットランドのある地方の男性にとって一種の正装にもなるそうです。

男性はズボンで女性はスカートというのは、一種の社会的象徴にすぎないわけです。まだ大人社会に入っていないお子さんに大人社会の常識を頭ごなしに押しつけるのはナンセンス、ですよね。

私たち大人は、思った以上に、性別二元論にとらわれています。お子さんが自分と反対の性別のお子さんがよく選ぶものを好んだとき、衝撃を受けるのは、いつの間にか私たちが、〝これは男の子、これは女の子〟というふうに無意識に振り分けてしまっているからにほかなりません。まずは親御さん自身がまだ真っ白で自由なお子さんの目線に立って、もっとこの世界は自由であることを感じていただければと思います。そうやって、お子さんの好きなもの・ことや興味のあることを一緒に楽しんだり経験していったりすることで、将来お子さんとなんでも話せるような関係性を築いていくことこそが大事です。いつかお子さんが本気で悩むようになったとき、それを隠されるのではなく、話してもらえる関係性になりたくはありませんか？　お子さんと親御さんの道のりには、まだまだ先があります。お子さんが悩めるとき、味方になってくれる親御さんがいることの心強さを思ってください。つらいことや不安は大人同士で抱えましょう。相談できるところに行ってみましょう。つらいことをお願いしているのかもしれません。でも、親御さんには、焦らずじっと見守っていて欲しい。何かをするよりも先にお子さんの気持ちに寄り添って欲しい。そう願ってやみません。

たとえばこんなとき、どうするの？

■幼稚園などで制服が男女で分かれているケース

入園前でしたら、男女の別がない園服を採用している幼稚園をそもそもお選びになることをおすすめしたいと思います。また、男女の別に寛容な態度を持っているかどうかを周囲にリサーチしてみるのもいいと思います。

入園後であれば、園服ではない体操着などでの登園を園に打診してみるのがいいと思います。それが難しければ、園に着いたらすぐに体操着になれるようにしてもらうことなどがあげられます。反対の性別の制服を着られるようにしてあげる方法もありますが、あまりおすすめはしません。子ども同士の悪意のない質問（「どうして○○ちゃんは女の子／男の子の格好なの？」など）は、大人が制御できないことも多く、それがかえってお子さんを傷つけ、友だち関係の不調につながってしまうこともあるからです。また、お子さんがいつまで反対の性別の服装を好むのかは、誰にもわかりません。このとき、途中で変えるようなことになると、また改めて多くの人への説明が必要となり、親御さんのご負担も大きいのではないかと思います。

■お遊戯会の役柄や衣装が男女で分かれているケース

幼少期には、お楽しみ会やお遊戯会がよく催されます。性別に関してよく話題になるのは、役柄や衣装です。たとえば、鬼退治の演目。主役は男の子というのが通例になっているようなところがあります。ほかにも、3月3日のひなまつり。男の子はお内裏《だいり》さま、女の子はおひなさまを装うことがあります。性別というのは古くから日常生活に深く根ざしており、特に伝統的な行事などでは、男女の別がはっきりしていることが多いものですよね。

近年は、なりたい子が主役になれるよう、主役を複数人でやることにしたり、女の子でも孫悟空役を演じられるようにしたりして、男女の別を設けないようにしている園が増えてきています。

お内裏さまとおひなさまだって、好きな役柄を選ばせてあげていいのではないでしょうか。いっそ、三人官女や五人囃子まで加えて、まぜこぜにしてしまってもいいかもしれません。実際にこのような取り組みをしている園の例もあります。子どもたちがのびのびと笑顔になれるのであれば、これまでの慣例にとらわれず、子どもたちのやりたい！を尊重した方法に変えていってもいいのではないでしょうか。

◉小学生の事例

事例３

母親Cさんからのご相談：トイレに行きたがらない小学校2年生男児

C「今一番心配しているのは、子どもが学校でトイレに行きたがらないことです。うちの子は男の子、少なくとも体は男の子として生まれてきました。検査もしましたし、それは間違いありません。だけど思い返せば、物心がついた頃から男の子であることを嫌がるようなことがあったと思います。」

西「男の子であるのを嫌がるというと？」

C「うちは途中から幼稚園に通わせていたんですが、男の子用の園服なのを嫌がっていました。保育園のときには制服がなくて、幼稚園になってから園服があるようになったので、そのときはただ園服が嫌なんだなというくらいに捉えていたんですが……。小学校は公立のところで、制服がなくなることを知って、本人は内心喜んでいたんでしょうね。だけど、入学式に着るお洋服を選びに行ったとき、私が子ども用のスーツのようなものを選ぼうとしたら、それは嫌だって泣いたんです。そのときはちょうど売り場で一緒になった女の子が、『私はズボンがいい！』なんて言って、私が選ぼうとしたのと似たものを選んでいったので、それでうちの子も納得して、もう少しかわいいネクタイのないものを選んで事なきを得たんですが……。」

西「入学式の後はどうされたんですか？」

C「うちの子、家の中ではこっそり、2つ上の姉の服を着ているみたいなんです。今のところ寝間着は好きなものをと思って、女の子が欲しがるようなものを買ってあげて着ていますが、さすがに普段の洋服は中性的なかんじのものしか与えていなかったんですね。それが不満だったのかもしれません。学校に着ていく服は、そういう中性的なかんじのものにしています。一度、どうしてもそうしたいって言って、女の子しか着ないような服装をして登校したことがあったんですが、上級生にからかわれたようで、それ以降はそういうものを着ていきたいとは言わないです。ただ、女の子のような格好への憧れはあると思います。よくクラスの女の子がしてきた服がかわいかったって私に話しますから。」

西「トイレについては、どういうかんじなんですか？」

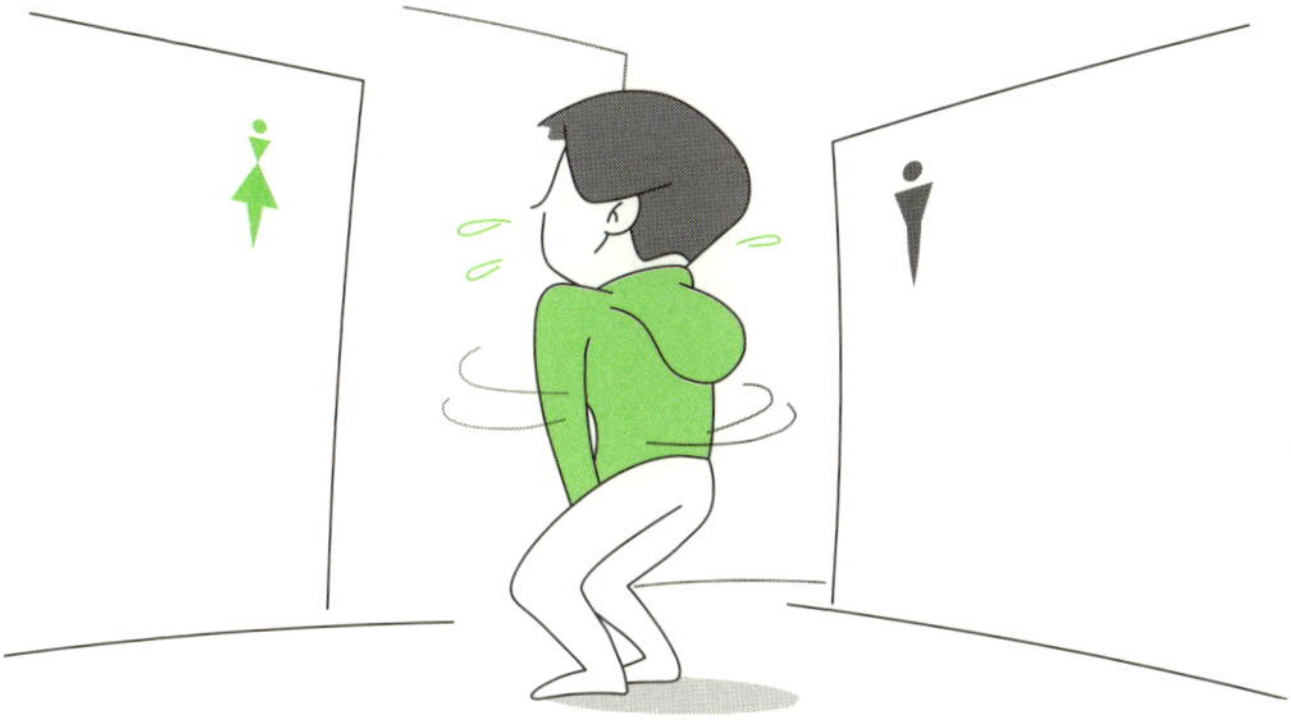

C「最近やっと、男の子と並んでトイレをするのが嫌だってことがわかりました。それでトイレを最後まで我慢しているようです。友だちは女の子が多いので、その子たちと一緒に女子トイレに行きたいって言っています。」

Cさんは看護師でした。女の子とトイレに行きたがることもそうですが、トイレを最後まで我慢してしまっていることで病気になりはしないか、とても心配していました。職業柄、性同一性障害についてもある程度の知識を持っていたため、もしお子さんがゆくゆく性別違和感を訴えたり体を変えたがったりしても、そうなったらそのときで必要なことをすればといいというお考えでした。ところが、Cさん自身はそういう寛容な心構えでいても、女の子のような格好をすると周囲の大人や子どもたちが不審がります。それによってお子さんが傷つくのであればと、中性的な選択をしていくことで、これまでやってきていました。今回は、そういった中間策を設けるだけでは対応しきれない困難が生じ始めてしまったようです。

Cさんのお子さんの言動からは、本人が自分の性別に対する違和感を、明確に覚えるようになってきていることがうかがわれます。**学校生活において具体的な困難が生じてきてしまっており、本人も苦しんでいますから、何か具体的な対策をとっていく必要があるでしょう。**本人が上級生からのからかいを受けたこと、親御さんにも隠れてお姉さんの服を着るようになっていることが心配です。本人が悩みを抱えて内にこもってしまうと、必要な解決策について話し合うことすら難しくなってしまいかねないからです。

ここがポイント

本人が自分の性別に関する違和感を明確に覚えるようになってきたとき、または具体的な困難が生じるようになってきたとき、何か**具体的な対策**をとることが必要になってきます。これまで中間策によって対処してきたCさんの対応は、文句なくすばらしいものです。Cさんは自分がもっとしっかりしていればと後悔も口にされていましたが、性別の違和感がどういった場面で生じ始めるのかは誰にもわかりません。おそらく本人にもはっきりとはわからないことでしょう。何か困難が起こったときにすぐにそれを察知し、対策をとっていくことで十分です。性別というのは日常生活のそここになんらかの影響を与えているものです。最初から何か予防策をとろうとすれば、それはとても仰々《ぎょうぎょう》しいことになってしまい、お子さんの心がそれに追いつかないことだって考えられます。

どちらの性別のトイレを使用するかなどは、本人との話し合いや周囲との丁寧な調整が必要になる場合が比較的多いように思います。今回の場合は、行きたいときにトイレに行けていないことについて先に解決を図る方がお子さんのためになるのではないでしょうか。具体的な対応についてはChapter 4以降でお話ししますが、普段使われていないトイレやいわゆる誰でもトイレなどの代替案で、ひとまず凌《しの》ぐことが考えられます。

事例4

担任D先生からのご相談：不登校気味になった小学校5年生女児

D「今日は小学校で担任している児童に関することを相談したくて来ました。」

西「ここに相談することは、保護者の方やお子さんご本人はご存知なのですか？」

D「いいえ。伝えていません。性同一性障害なんじゃないかと感じている児童についての相談なのですが、今のところそう思っているのは、担任の私と同じ学年を担任する教諭数人だけかもしれません。学校の管理職には相談してここに来ました。」

西「わかりました。では、お困りの状況を教えてください。」

D「今まで特に問題もなく学校に通えていた児童なのですが、最近になって学校に来られない日が増えているんです。ただ、全く来られないわけではないし、家庭訪問をすれば顔を出して話をしてくれます。原因は話してくれないのですが、少し心当たりが……。」

西「心当たりというのは？」

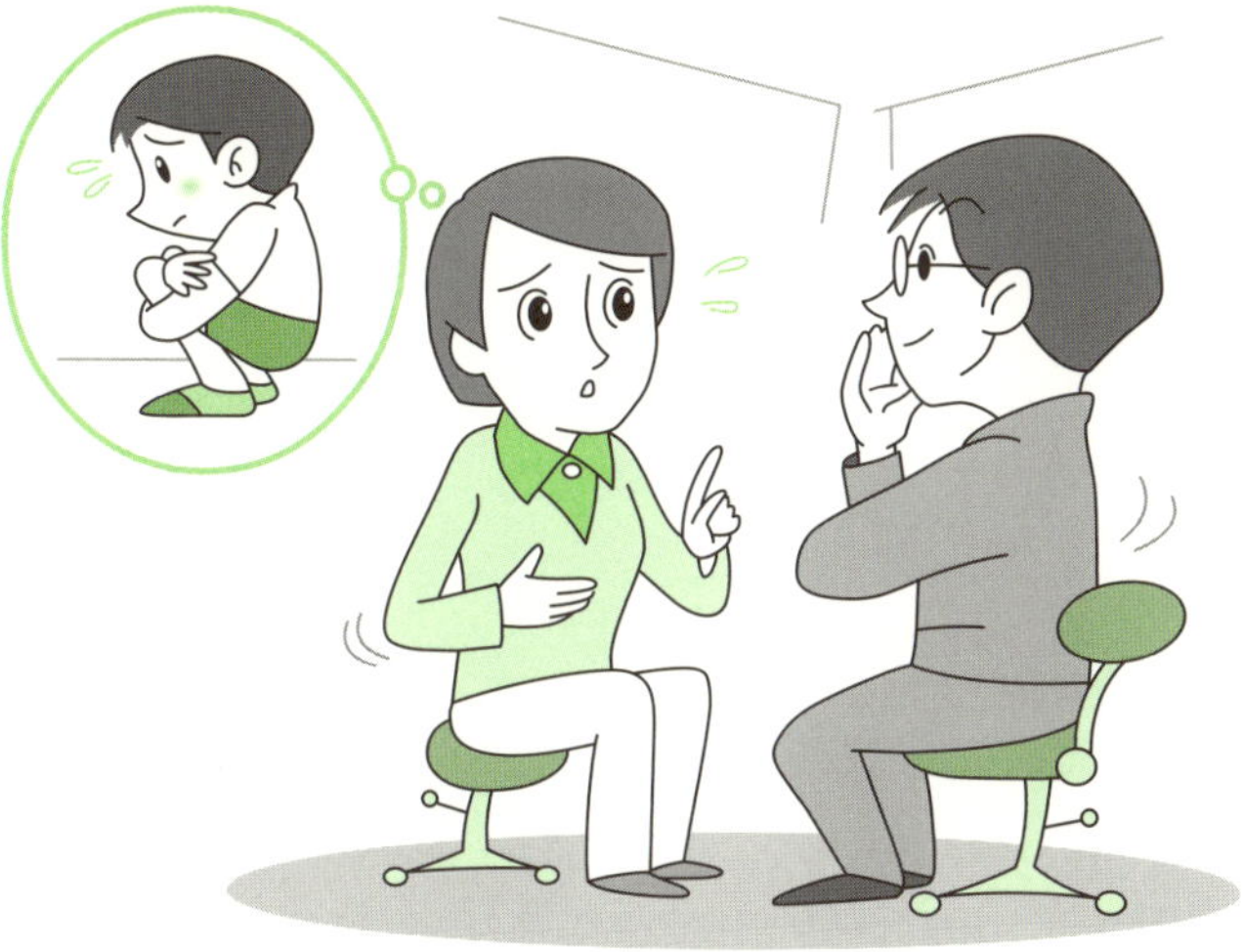

D　「児童は女子……。少なくとも今まで女子として学校生活を送ってきています し、体は女子です。集団健診のときには、なかなか体操着を脱がないでいて、少し膨らんだ胸を隠すようにコソコソしていたそうです。立ち会っていた養護教諭が私に教えてくれたのですが、普段はクラスのなかでも元気で活発な子なので、とても意外でした。それで私の方も少し気にしていたのですが……。明らかに様子が変だなと思い始めたのは、林間学校に向けて女子だけを集めて行われた生理用品の説明会に参加してからです。その直後から元気がなさそうだったのですが、翌日珍

しく休んだと思ったら、その後ポツポツと休む日が多くなってきました。林間学校にも行けないかもしれません……。その児童は元から女の子らしいというかんじではなくて、服装も中性的なかんじのものが多かったです。一方で、矛盾するかもしれませんが、男の子っぽいかと言われると、少なくとも私がそう感じたことはありません。活発な子ですが、周囲への気遣いがとても丁寧で、優しさや繊細さもあるので、クラスでは慕っている子も多いです。」

西「それで、性同一性障害ではないかと思われたのは？」

D「うまく言えませんが、様子を見ていると、その児童は性別に関する話題をどうも避けているところがあります。私はふとしたきっかけで性同一性障害ではと思い始めたのですが、性同一性障害かもしれないと思うと、すべての辻褄《つじつま》が合うような気がするんです。このことを知っている複数の先生も、同じように感じています。」

D先生は、クラスでも慕われていたお子さんがもう一度笑顔で学校に来てくれればという思いで相談に来られていました。先生は問題をひとりで抱え込まず、養護教諭や管理職にもよく相談しており、もし性別のことが課題になって学校に来られなくなっているのであれば、学校としてできる対応や解決策を考えて実行していく意向をお持ちでした。Ｄ先生とそのお子さんとの関係は悪くなく、一度ふたりきりで話したときには、あと少しでＤ先生に悩みを言ってくれそうな雰囲気があったそうです。

Ｄ先生はお子さんとの話し合いを今ひとつ躊躇《ちゅうちょ》していました。親御さんは、お子さんの悩みが性別に関するものとは全く気づいていない様子だったのです。親御さんを飛び越して大事な話をしてもよいだろうか、親御さんに学校側の心配を伝えて、結局余計な心配をおかけするだけになってしまわないか、そう苦慮されていました。

お子さんの立場も親御さんの立場もよく配慮してくださっており、学校としてこの課題に取り組む姿勢も、すでに築かれつつあるようでした。判断材料はＤ先生からの伝聞情報だけでしたが、その通りであれば、このお子さんがなんらかの性別違和感を抱えている可能性は、かなり高いと感じられました。私は丁寧に対応してくださっていることに感謝を述べ、まずはお子さんとふたりきりで話す時間を持ってみるよう、背中を押して励ますことにしました。

ここがポイント

第二次性徴期というのは、子どもが自分の体型や変化に敏感になり、それに関連した悩みを持ち始める時期としてよく知られています。性同一性障害に特徴的な性別違和感も、この時期に強まる例が少なくありません。性別違和感がいつどのように表現されるかは千差万別ですが、集団健診のような人に肌を見られるような場面、林間学校などの集団入浴や宿泊をともなう行事やその準備の場面で顕在化するという事例が、比較的よく見られます。

この時期には大抵、性別違和感を抱いているのは自分だけで、周囲の人は抱いていない特殊なものであることを察し始めています。また、性についてまだ知識を持ち始めたばかりで、こういったことをどう話していいものかわからずにいる場合もあります。こうしたことから悩み、困難が生じている理由を人に言えず、口を閉ざしてしまうことが少なくありません。

親との関係も複雑になっていく時期ですから、親だから言えることと親だからこそ言えないことがあります。学校だから出せる素《す》の自分があることは自然なことです。最初はその子どもにとって一番話しやすい人が話を聞いてあげてください。一度誰かに話すことができ、それがうまくいけば、徐々にほかの人にも話せるようになるかもしれません。一番大切なのは、お子さんが安心して心を開けるかどうかといえるでしょう。

他者《ひと》との違いに気づき始める〜小学生と性別違和感〜

小学校に入ってしばらくすると、体力や好みなどで男女の違いが次第にはっきりしていきます。これはある意味自然な変化で、いつのまにか、男の子は男の子同士、女の子は女の子同士で集まるようなことが増えていきます。学校をはじめとしたさまざまな活動でも、男の子と女の子とが区別されることが多くなります。大多数の子どもにとって、こうした男女の区別は自然で理に適ったものとなりますが、それに馴染めない子どももわずかながら存在します。事例3や事例4に出てくるお子さんのように、どこか周囲に馴染めないところから、困難が浮かび上がったり顕在化したりすることになります。

一方で注意しなければいけないのは、この時期にあっても、お子さんがゆくゆく性同一性障害と診断されるようになるのか、確定的なことを断言できる人はいないということです。ですから、性同一性障害あるいは性同一性障害の当事者であるという前提で対応を行っていくのではなく、そのときその子どもが直面している困難に対して、一つひとつ解決策や代替案を考えていくことが重要になります。小学生時分であれば、本人はまだ、自分の悩みや困難が性別違和感によるものと明確に気づいていない場合も十分に考えられます。ここでも、大人が先回りしないように注意する必要があるでしょう。

小学校1～2年生頃の子どもが性別違和感を抱いている場合、女性の身体的性別を持つ子どもよりも、男性の身体的性別を持つ子どもの方が、性別に関する困難は顕在化しやすいようです。理由は定かではありませんが、日本ではガーリーな男の子よりもボーイッシュな女の子に対して寛容な雰囲気があることが影響しているように思います。女の子がズボンを穿《は》きたがっても何気なく見逃されるのに対して、男の子がひとたびスカートを穿きたいと訴えたとたんに、周囲が焦って大騒動になってしまう。そんな話はそこここでよく耳にされます。

小中学生時代にいじめやからかいを受けた経験は、女性の身体的性別を持って生まれた性同一性障害FTM当事者よりも、男性の身体的性別を持って生まれた性同一性障害MTF当事者から多く語られる傾向にあります。この時期のいじめやからかいが子どもの心身に与える影響は計り知れません。いじめやからかいが全く生じないようにできればそれがベストかもしれませんが、理想を言うだけでは子どもを救えません。**本人が自然に好んでいる服装や言動がいじめやからかいの要因にもなりやすいことを念頭に置き、目を配っていられる大人が増えるよう、学校などでは組織として見守りをお願いすることが大切です。不穏な空気をなるべく早く察知してアフターフォローをしたいからです。**

小学校3～4年生頃になると、男の子と女の子の心理的発達の差異がより顕著になります。一般的には女の子の心理的発達の方が早く、大人びることが知られています。女の子が、男子は子どもっぽいと愚痴るような場面は、少しでもこの時期の子どもにかかわったことがある人にとっては、ありふれた日常風景のようなものでしょう。男女混合の仲良しグループは見られなくなり、男子同士・女子同士の交流が活発になります。

なんらかの性別違和感を抱えている子どもは、このとき、男子とも女子ともうまく付き合えず、孤立してしまうことがよくあります。身体的性別でいう同性のグループに入っても、グループ内で人気のある話題や活動を一緒に楽しめないことが少なくありません。だからといって、反対の性別のグループの居心地がいいのかというと、話はそんなに単純ではありません。性別が一種の基準となっている限り、なんらかの違和感や居心地の悪さからは逃れにくいものです。こういったときは、**まず大人側が同性だとか異性だとかにこだわるのをやめ、子どもが自分の居場所や役割を実感できる機会をなるべく多く持てるように努めて欲しいと思います。普段の会話や発言のなかから、〝男子／女子同士で〟〝男女でペアになって〟のような言葉をひとつでもふたつでも減らせるようにする。それだけでも、性別違和感を抱く子どもへの意味ある配慮になり得ます。**

小学校5〜6年生にもなると、子どもは親に秘密を持つようになります。あけすけに性別違和感を表現したり訴えたりしていた子どもが、急にそれを内に秘め始めることがよく見られます。たとえば、事例4のお子さんのように、実は性別に関することがいじめや不登校の引き金になっているのに、なかなかそうとは言ってくれないことが多くなります。事例4では幸い学校の先生が予兆を察知していたようですが、外側からわかる予兆が全くないこともあります。

性別違和感には2種類の性別の不一致がかかわっていると考えると、さまざまな状況や困難が理解しやすくなります。ひとつめは、本人が認識している性自認（あるいはその性自認に馴染む自然な言動）と他者《ひと》あるいは社会が認識している当人の性別（あるいはその身体的性別を持つ人がよく示す言動）との不一致です。本人と他者《ひと》あるいは社会との間で葛藤や齟齬《そご》が生じるので、本人に聞かずともある程度察知が可能です。それに対して、まず本人に聞かなければわからないのが、ふたつめ、本人が自分で認識している身体的性別と性自認との不一致です。第二次性徴期にはふたつめの不一致が一挙に高まりやすく、周囲が気づかぬ間にひとりで悩みを抱え込んでしまうことが珍しくありません。子どもひとりで抱え込まずにいられるようにするのが、かかわりや支援において最大のポイントです。

たとえばこんなとき、どうするの？

■どんなに尋ねても本人が明かしてくれないケース

周囲がすでに察知していて受け止める準備も整えているのに、どう言葉を投げかけてみても本心を明かしてくれないことがあります。このとき、悩みを無理に聞き出そうとしたり、カミングアウトを強く勧めたりするのは御法度です。男は男、女は女で人をどちらかに振り分ける性別二元論の考え方は、日常生活のそこここにあります。性別違和感を抱えている本人もそれに縛られていることが通例です。**言ってしまったら、みんなに嫌われてしまう、おかしいと言われてしまう、などと思い悩んでいるとき、それを口にすることはなかなかできないものです。**

性別違和感について話すように促すべきか、そのままそっとしておくべきか、と対応の是非を問われることがよくあります。私はこう答えます。**「本人が口にできるかもしれないと思えるまでに、まだできることがあるはずです」**と。**聞き出そうとしたり投げかけたりする直接的なアプローチではなく、〝あのときあの人になら話せるかもしれな**

い〟と思ってもらえるための土壌づくり（間接的アプローチ）が大切です。性（別）の多様なあり方やその尊厳を学ぶ機会を設けるようなことも考えられます。

■男女別の部屋割りで宿泊するケース

林間／臨海学校や修学旅行など、子どもだけで宿泊する行事では、性別によって部屋割りされ、ある時間以降は異性と交流しないようにと指導されるのが通例です。性別違和感を抱えている子どもたちにとって、「異性」とはどういうことと理解すればよいでしょうか。身体的性別を基準にしても、本人の性自認を基準にしても、結局のところ、どちらかの側面では異性混在の状況となり得ます。大人にとって悩ましい状況です。

大人が考え出した対処法としては、性別違和感を抱えている子どもだけにひとり部屋や教員部屋をあてがうという方法をよく聞きます。本人がそれを望む場合にはそうした対応でよいと思います。一方で、みなさんの子ども時代をふり返ってみて欲しいとも思います。子どもだけでお泊まりする、それだけでも特別にワクワクしませんでしたか？

それぞれの事例によって、本人の希望や友だち関係は異なり、周囲の子どもたちが本人のことをどこまで知って認識しているかが異なるため、一律に正答は出せません。ですが、子どもたちが出す答えはいつももっと柔軟です。自分たちと一緒でどうしていけないのかと周囲の子どもが訴え出た事例、ひとりはさみしいという本人に自分も一緒に先生の部屋に行くと複数の手があがった事例など。きっと、大切な思い出ができたことでしょう。

◉中学生の事例

事例５

姉Eさんからのご相談：セーラー服を着たがらない中１女子

西「ごきょうだいの方がご相談にいらっしゃるのは珍しいことです。よくお越しになられましたね。いかがされましたか？」

E「６歳下の妹が心配で来ました。親に相談すると大事《おおごと》になりそうなので、まずはここで聞いてみようと思って……。うまく説明できなかったらごめんなさい。」

西「お話しできるところからで構いませんよ。ゆっくりお話ししてください。」

E「妹は今、中学1年生です。いつも朝の身支度で洗面台を奪い合っていたのに、最近になって、どうも様子がおかしいような気がしたのが最初のきっかけです。妹は私よりもきれい好きなタイプなので、顔を洗ったり歯を磨いたりは、以前と変わらず丁寧にやっています。でも、ほとんど……ううん、最近は全くです。鏡を見ないんです。ただ関心がないんじゃなくて、あえて避けているようなかんじ。不自然なんです。それが朝です。それなのに、夜になると、思い詰めたように窓に映る自分を見ているんです。あれは悩んでいる顔だと思います。」

西「それが今一番気になっていることなのですか？」

E「いいえ、違います。本題はここからなんです。どうも制服を嫌がっているみたいなんです。元々スカートを穿《は》きたがらない妹だったんですが、卒業式には自分でスカートがセットになった服を選んだし、やっと妹も女の子らしくなっていくのかな、なんて。歳が離れているので、親心みたいなものも感じていました。4月になって、妹が出来上がった制服を受け取って帰った日も、『うちの制服はかわいいでしょう？　着

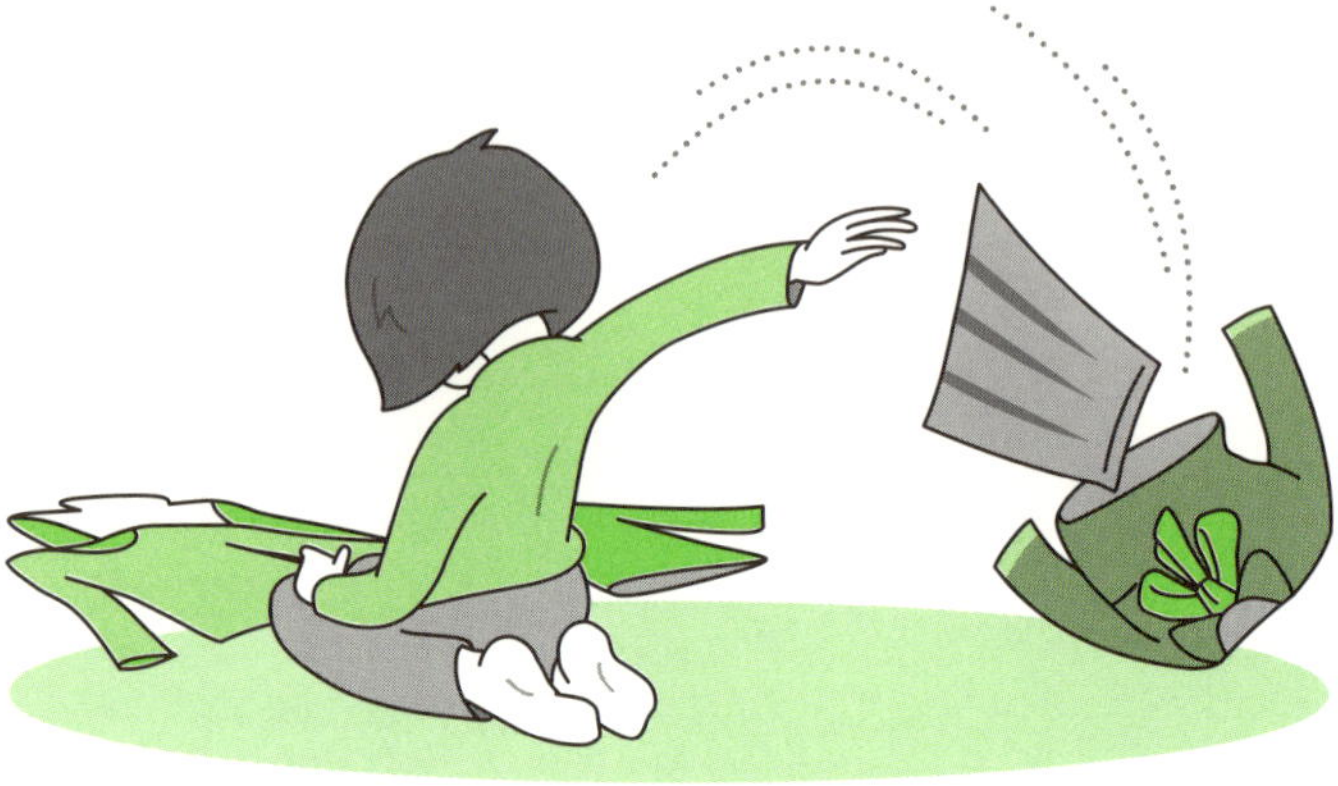

た写真撮らせて！』なんて、ちょっとしたお祝い気分でいました。私も卒業生なんですけど、E中学校の制服は近所でもかわいいって評判なんです。私はそれが自慢だったので、そう話しかけたんですけど、そのときの素っ気なさにすごくびっくりしました。」

西「どういう制服なんですか？」

E「胸に大きなリボンのついたセーラー服です。スカートのプリーツは少し細かめ。周辺の中学校のものよりお姉さんっぽくかわいく見える制服だって、人気があるんです。妹はどうもその制服の扱いがぞんざいで、帰ってくると、まさに脱ぎ捨てるっていうかんじです。私服ではそんなこと全くありません。それでさっきの話にもつながるんですけれど、最近、鏡とかを全く見ないのは制服を着ているときなんだって気づいたんです。それとなく母に聞いてみて、ブラジャーとか生理用ショーツとかも嫌がっているって知って、これはもうこの前テレビで見た性同一性障害なんじゃないか、って。」

Eさんは歳の離れたごきょうだいのことが心配で仕方がない様子でした。そして同時に、妹さんの悩みを親が知ったら、ひどくショックを受けたり狼狽《ろうばい》して、あれこれ問い詰めてしまったりしはしないかということも懸念されていました。親御さんに関するEさんの懸念はよくわかります。性別違和感を抱えているかもしれないEさんのごきょうだいは、もう中学生です。親御さんは10年以上、お子さんの性別を身体的性別に従って理解し、そのようにして成長を見守ってきたことでしょう。ブラジャーや生理用ショーツを嫌がっていることを知ったとしても、そのうち慣れるだろうと思って見守る親御さんがほとんどだと思います。それが、親御さんにとっては突然、そうではなかったかもしれない可能性が目の前に示されるのです。親御さん方の受ける心の衝撃や動揺は大変大きなものとなるでしょう。どれだけ心をお痛めになるだろうかと偲ばれます。

Eさんのごきょうだいが抱えている悩みが、性別違和感や性同一性障害に関するものであるか、まだ確証はありません。しかし、その可能性は低くないように思われました。私からは、性別違和感を抱いているかもしれないという可能性も想定して、Eさん自身の心の準備を進めておくこと、Eさんのごきょうだいにとって相談しやすい機会をさりげなくつくり、様子を見てみることをおすすめしました。また、できるようなら〝妹〟という表現を〝きょうだい〟に変えたり、ちゃん付けで呼ぶのを控えたりしてみて欲しいと提案しました。

ここがポイント

日本の公立中学校の多くは、学校ごとに指定の学生服を制服として導入しています。そして制服のほとんどは、男子は詰め襟の学ランかワイシャツにスラックス、女子はセーラー服かブラウスにスカート、といった具合に、男女の区別が明確です。身体的性別に従ってあてがわれた制服への拒否感や嫌悪感によって、初めて自分の性別違和感を明確に自覚し始めることも少なくありません。これは私の経験にすぎませんが、着用しなければならない制服がブレザーであるよりも、学ランあるいはセーラー服である方が、性別違和感が顕在化されるきっかけになりやすいように思います。男女の違いが見た目にはっきりしており、男女の特徴的な体つきも強調されやすいからでしょう。
骨格や体つきなどの男女差も、小学生時代よりもはっきりとしてきます。性別違和感を抱えている子どもは、たいてい、こうした体の変化にとても敏感です。身体的性別が男性ならば声変わりしたりひげが生えてきたりすること、身体的性別が女性ならば腰骨が張ってきたり胸が出てきたりすること、などを嫌がって気にすることがあります。第二次性徴にともなう体の変化はとても自然なものです。自分に起こる当然の変化とわかっているからこそ、それを受け入れがたいなどとは言えず、ひとりで思い詰めてしまうのです。

事例6

母親Fさんからのご相談：幼馴染みと女の子同士に見える中2男子

西「お子さんが性同一性障害かもしれないと、うかがっていますが……」

F「悩んでいるというか、困惑しているというか……。自分でも混乱しています。相談したいのは息子のことです。たぶん、最初は数ヵ月前です。最近化粧品の減りが早いな、なんて思っていたんです。そのときはまさか息子が隠れて使っているなんて思わなかったんですが……。先月、探し物があって、悪いとは思いつつ無断で息子の部屋に入ったことがあったんです。そうしたら、机の上に中高生の女の子が読むようなファッション誌がありました。誰かの忘れ物でも預かったのかなくらいに思ったんですが、今どきの子はどんなのを読んでいるのかって、興味本位で折り目がついていたページをめくってみたんですね。それが今どきメイクの手順を紹介しているページで……、そこに息子の字で書き込みがあったんです。瞬間的に、『あ。息子が私の化粧品を使ってたんだ！』って思ったんです。そう思ったことにすごくショックも覚えました。」

西「実際にお子さんが使っていたんですか？」

F「わかりません。でも、うちに女の子はいません。そのページにはファンデーションの粉みたいなものがついていたし、おそらくそうだろうとは思っています。」

西「なるほど。それで性同一性障害かと思ったんでしょうか？」

F「私が体調不良で仕事を早退して帰宅した日、子どもが隠れて女の子ものの服を着ているのを見てしまったことがあります。そのときは学校でやる劇の衣装なんだと言っ

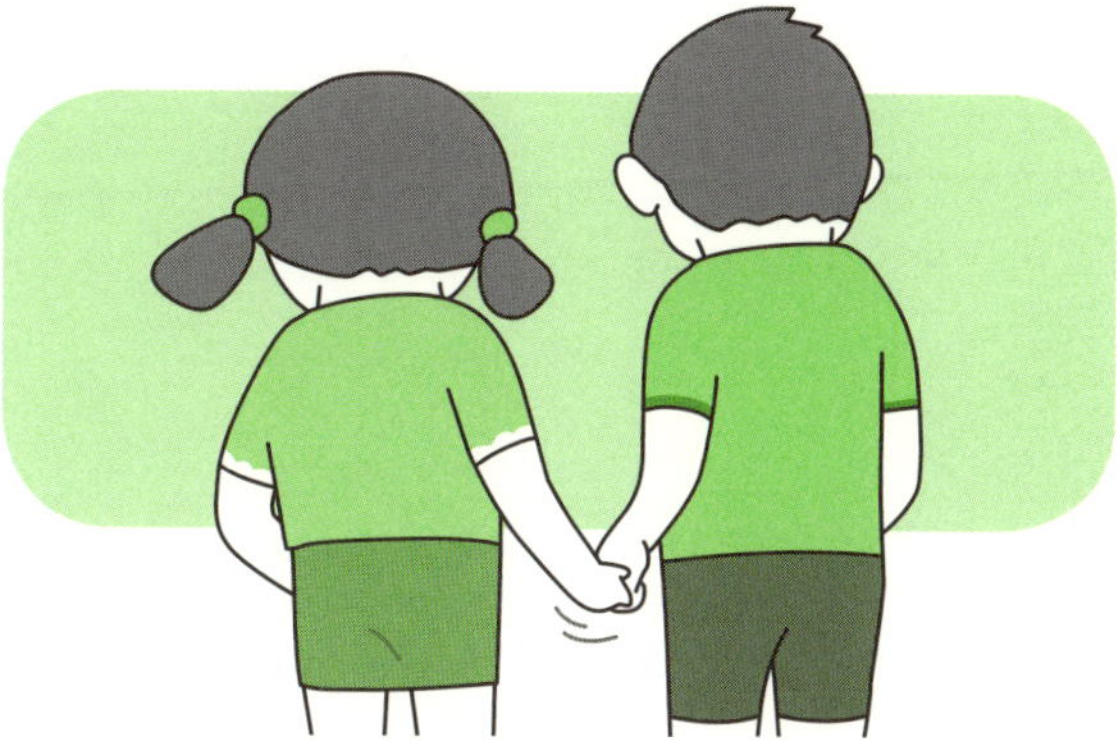

ていて、それをそのまま信じていましたが、劇をやるなんて話は、それ以降もその前も全く聞いていません。学校の友だちとはほとんど交流がないようなのですが、むかしから仲が良かった幼馴染みの女の子がいて、その子と遊んでいる様子を見ていると女の子同士みたいなんです。テレビで男の子のアイドルを見て騒いでいたり……」

西「本人が悩んでいる様子なんかはありますか？」

F「男子テニス部に入っているんですが、部活のお友だちとうまくいっていないみたいで、それは本人も悩んでいるって言っています。小柄な方なので体つきなんかを嫌がる様子はまだないんですが、最近は学校でも家でも必要最低限しかしゃべらなくなってしまっていて、声変わりを気にしているのかもしれないと思っています。もしかしたら幼馴染みの女の子は何か知ってているのかもしれませんけれど、私たち親には何も話してくれていません。何かできることはありますでしょうか？　でも、矛盾しているかもしれませんが、体の手術なんかはできればしないで欲しいです……」

Ｆさんはお子さんの言動に違和感を覚えてから、性同一性障害についてインターネットでいろいろとお調べになったそうです。ですが、インターネットに書かれているのは、戸籍の名前や性別を変える方法や、体を反対の性別に近づけていく体への治療などについてばかり。我が子はこんなふうに変わっていってしまうのかと、居ても立ってもいられない気持ちで相談にいらっしゃっていました。お子さんの気持ちや性自認は大事にしたいと思いつつ、同時に、できれば体に対する治療は踏みとどまってくれないかと願う親御さんは少なくありません。体に対する治療には大なり小なり副作用がともないますから、できれば治療しないで欲しいという願いは、我が子を思えばこそのものでしょう。

Ｆさんのお子さんは、親御さんには何もお話しされていないようですが、幼馴染みの女の子とは、とてもいい関係が築けているようです。ありのままの自分を受け止めてくれる友人の存在は、お子さんに大きな安心と勇気を与えてくれていることでしょう。親御さんとしては、ご自身に打ち明けて欲しい気持ちが強いかもしれませんが、お子さんにとっては、まだ知られたくないことなのかもしれません。**この時期のお子さんは非常に多感です。無理に聞き出したり先回りしていろいろと提案したりするのではなく、お子さん自身の心の準備を待つことが大事です。助けが必要なときに助けを出せる準備をしておきましょう。**

ここがポイント

子どもが身体的性別と反対の性別らしい言動を見せるとき、身体的性別が女性である場合よりも身体的性別が男性である場合の方が、周囲や社会はそれに不寛容であるように思います。女性がズボンを穿《は》いても許容されるのに、男性がスカートを穿くと奇異の目で見られてしまいやすいのがいい例です。87ページにも書いたように、性別違和感を抱いている子どもが男性の身体的性別を持っている場合、いじめやからかいの対象になりやすく、それによって強い自己否定感が募ってしまうことがよくあります。こうしたなか、本人が気兼ねなく自分の好きなものを好きと言える相手、ありのままの自分で時間を過ごせる相手というのは、かけがえのない存在です。

一般に思春期の男の子は性に関して高い興味を示すことが多いといわれています。性別違和感を抱えている場合、そうした男子集団が持つ雰囲気や話題についていけず、それが友人関係の不調にもつながり得ます。学校などでみんなに合わせている自分と本当の自分との間に隔たりを感じたり、自分で区別して心の安定を図っていたりすることも多く見られます。**どちらもその子なりの生き方・過ごし方ですから、大人が勝手に善《よ》し悪《あ》しを判断せず、本人にとってより安心につながることを励ましてあげましょう。**

深い悩みや苦痛を抱え込みやすい
～中学生と性別違和感～

男女共に本格的に第二次性徴を迎えていくことが多いこの時期、次第に周囲や社会も子どもたちに、社会的な性役割や男／女らしさを求めるようになってきます。男女別の制服や部活動、男子女子でそれぞれに好まれるファッション、多くは同性同士で話題になる性や恋愛の話、お化粧するかしないか……。男子と女子との違いが顕著になればなるほど、男性／女性らしい振る舞いや役割が求められれば求められるほど、性別違和感に由来する悩みや精神的苦痛は増大していくこととなります。

性別というものは、そもそも本人が持つ特徴のひとつですし、私たちの日常社会生活に深くかかわっています。トイレや更衣室が男女別になっているようなことは、すぐに思い当たるかと思います。それ以外にも本人が気にしやすいものは、大小たくさんあります。「息子」「娘」のような人称代名詞、○○くん・○○さんなどの名前の呼ばれ方、男・女を基準にしたグループ分け（たとえば、「各班で男女の人数が半々になるように」「男子と女子とでペアになって」など）、さまざまな文書や提出用紙に設けられている性別欄、などです。〝性別〟は、悩める本人がこの世界に存在している限り、あらゆる時、あらゆる場面、あらゆる事柄において、付きまとってくるものと捉えてくださっていいと思います。

第二次性徴期は、〝性への目覚め〟の時期ともいわれます。子どもが大人に隠れて〝性〟

に興味を示したり、恋人との付き合いの深さを友人と共有し合ったり、逆に恥ずかしがって〝性〟の話を避けようとしたりします。こうした恋愛や〝性〟の話は、主に同性同士で行われることが一般的です。本人が性別違和感をはっきりと自覚しても、それを他者《ひと》に表現していなければ、身体的性別にとっての同性と話をすることになりますが、本人の性自認にとっては同性でない相手との話になりますから、うまく話についていくというのは難しくなります。自分が周囲の他者《ひと》となんらかの違いを持っていることを突きつけられるように感じ、孤立感や疎外感を深めてしまうことも少なくありません。

ここで、もうひとつ知っておいていただきたいことがあります。一般に人々のすべてが異性愛者とは限らないように、性別違和感を抱える人々が示す性的指向にも多様性があります。たとえば、男性の身体的性別で生まれ女性の性自認を持っている人のなかには、男性を恋愛対象とする人、女性を恋愛対象とする人、性別を超えて人としてある特定の人に恋愛感情を抱く人、そもそも人に恋愛感情というものを抱かない人などがいます。ですから、恋愛や〝性〟に関する悩みが見られたとしても、その理由のすべてを性別違和感に求めてはいけません。本人が何をどう悩んでいるかが大切なのです。

ここ十数年をかけ、日本では「性同一性障害」という言葉が知られるようになってきました。さらに最近は、中学生の頃から自分専用スマートフォンでインターネット検索をし、自分の悩みは性同一性障害によるものではないかと自覚したり、親に内緒で体への治療について調べたりする子どもが増えているように思います。もう少し大人になってから性同一性障害について知識を得る人がほとんどだった頃は、性別違和感を抱えながらもそれを説明する言葉を知らず、誰かにそれを伝えたり相談したりすることができないまま、大人になることが一般的でした。望む性別で子ども時代を過ごせないことの方が当たり前だったのです。

しかし、今は様相が違います。自分が抱えている悩みや、テレビなどで知った〝性同一性障害〟のような言葉をインターネットで検索すれば、さまざまな情報が得られます。自分と同じような状況のなかで精神科に通院している子ども、なんらかの配慮を受けるなどして望む性別で日常学校生活を送っている子どもなどの事例も読めます。自分の性別違和感や悩みを軽減させるためにどんな手段や方法があるのかを、自分で調べて知ることができるのです。このまま生き続ける苦しみから抜け出せるなら、自分の望む性別で生活を送れるなら、などと思い切ってカミングアウトする中学生の事例も増えてきました。ただ、今も、周囲にはおおっぴらにできないでいる事例の方がよく耳にされます。

私がかつて行ったふたつの研究によると、本人の持って生まれた身体的性別が男性の場合と女性の場合とで、性別移行の仕方はやや異なるようです。女性の身体的性別で生まれた場合、多くの人はまず友人や親などにカミングアウトを行い、そのあとで性別移行を試みていきます。カミングアウトを決意するまでに、「相手に負担をかけるのではないか」「生んでくれた親を悲しませるかもしれない」などと悶々と悩み、ひた隠しにしようとするようなことも特徴的です。カミングアウトによって周囲から一定の理解を得てから具体的な性別移行を図るため、周囲との軋轢《あつれき》は比較的生まれにくいように思います。

一方、男性の身体的性別で生まれた場合では、女性らしい服や下着を身につけたりお化粧をしてみたりするなど、具体的な行動が先にあり、それを誰かに見とがめられてカミングアウトに至るという経過を辿《たど》りやすいようです。「既成事実を作ってしまった方が周囲も認めざるを得ないから」と理由を言う方もいます。

男性の身体的性別で生まれた場合の方が見とがめられやすい、話し合ってもうまくいかないから強硬手段しかない、などがこうした違いの背景にあるかもしれません。生まれたときの身体的性別によってすべての経過が決まるわけではありませんが、参考情報として知っておいていただければと思います。

たとえばこんなとき、どうするの？

■身体的性別に従って生きようと模索するケース

女子制服を嫌がるようになった事例5のお子さんは、小学校の卒業式で自らスカートを着ることを選びました。小学生の時にはなかった性別違和感が、中学生になってから出てくるようになったのでしょうか。確かにその可能性もゼロとは言い切れません。ただ、私の経験からすると、スカート姿を見たいと思っている親への気遣いであるか、もしかすると自分もみんなのように普通にやっていけるかもしれないという期待を込めた賭けであった可能性が高いように思われます。

中学生にもなると、さまざまなことを考え、自分なりに試行錯誤していくことができるようになってきます。身体的性別への違和感や周囲の友人等と違う感覚をどうにか減らそうと試行錯誤することだってあり得ます。こういった一つひとつの言動を取り上げて性別違和感があるかどうかを判断したり疑ったりするのではなく、まずは本人なりの試行錯誤として受け止めてあげて欲しいと思います。迷い戸惑うなかでは、大人だってときには辻褄が合わないことをしてしまいます。それと同じです。言動の背景やそこに横たわっている本人の苦しみに関心を寄せてみてください。

■体を変えたいと訴えるケース

日本では現在、性同一性障害を持つ人の精神的苦痛を軽減させるため、いくつかの身体的治療が用意されています。具体的な身体的治療についてはChapter 6に詳しく書きますが、もし子どもが「体を変えたい」「体を治療したい」と訴えたとしても、だからといってすぐに行動を起こすのは得策ではありません。なぜなら、やみくもに体への治療を切望しているようなときには、体を変えていくことを理想のゴールのように思ってしまっていることが多いからです。実際には、体への治療を始めてからも長い人生の道のりがあり、そのなかで生じるさまざまな特徴的困難には避けられないものもあります。性別移行に歩み出した大人のほとんどは、若年当事者に対し、「安易に体だけを変えたからといって、社会の中で他者《ひと》とうまく生きていけるとは限らない」と警鐘《けいしょう》を鳴らしています。

ただ、親御さんや学校の先生などが治療について立ち止まってよく考えるように言うのは難しいでしょう。「自分のことじゃないからそんなことを！」と反発されてしまうかもしれません。意外かもしれませんが、性同一性障害の当事者のうち、性別適合手術と呼ばれる生殖器に関する手術まで受けている人は少数派です。そういう実態を知る機会、そうやって生きている当事者仲間に会える機会などを、設けてあげるとよいかもしれません。

事例のまとめ

Chapter 3では事例を具体的に見てきました。性別というのはその人のとてもデリケートな部分にかかわり、それは相手が子どもであっても変わりません。お子さんの言動に性別への違和感が見え隠れしたからといって、すぐに本人に問いただしたり確認したり、やみくもに誰かに相談したりしないことをおすすめします。過敏に反応しないということがとっても重要なのです。少し心配に思うことがあったとしても、お子さんの言動をそっと見守り寄り添いながら、言動の背景やお子さんの心の理解に努めてみてください。それが、真にお子さんを支え励ますことにつながっていくことでしょう。お子さんの人生の主役は、お子さん自身なのです。

次のChapter 4では、お子さんへの適切適度なかかわりについて考えてみましょう。

Chapter 4

親にできる心の準備と用意

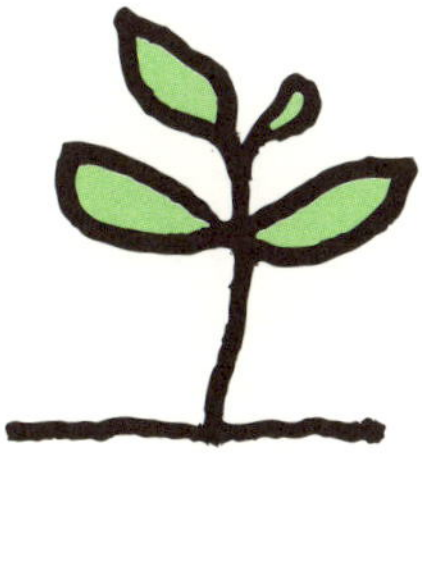

Chapter 3までで、性同一性障害に関する基本的な知識や理解の仕方、幼少期・小学生・中学生における性別違和感の顕れ方などについて紹介してきました。性別違和感を抱えているということについて、なんとなくでもご理解いただけたでしょうか。

もしここまで読んでみて、あなたが心配していたお子さんの言動が心配する必要のないものとわかったとしたら、これからお話しする部分をあえて読む必要はないかもしれません。しかしもし、性別違和感を抱えている子どもや大人に関心を寄せていただけるのであれば、このまま読み進めてみてください。ここまでに私がお話ししたことを踏まえた上で、やはりお子さんの言動の背景には、性別違和感があるようだと感じられている方もいらっしゃるでしょう。ぜひ、Chapter 4以降も読み進めてみてください。

Chapter 4では、おそらく本人が性別違和感を抱いているだろうと察知してから、それを本人と共有できるようになるまでの間に、周囲の大人たちが進めていける用意や育んでおきたい心構えについてお話ししたいと思います。

1 静かに見守って寄り添おう

Chapter 1から折に触れてお伝えしている通り、お子さんの言動の背景に性別違和感があるのではないかと思っても、お子さん本人に対してすぐに直接的な行動を起こさないようにすることが大切です。**直接的な行動とは、本人に性別について悩んでいるのかと尋ねたり、本人に相談なく本人が本来好んでいるような服を買ってあげたり、突然、「あなたが男の子でも女の子でも大好きだから」と言ったりするようなことです。**

本人を思ってこその行動なのだろうとお察しはしますが、急に言われた本人がそれをどう受け止めるのかについて考えてからでも遅くはありません。まだ自分や他者《ひと》の性別について、認識したり性差を区別したりするような能力が十分に育まれていないかもしれません。幼少期に、男の子の身体的性別を持ったお子さんが「僕は女の子」と言ったり、女の子の身体的性別を持ったお子さんが、「男の子と一緒なの」などと言ったりしたとしても、「僕はスーパーマン」「私はお姫様」と子どもらしい確信を持って宣言するのと同じように捉えていいことがほとんどです。性別という概念を理解し、自他の性別をはっきり認識できるようになってからが、本当の心配どきです。お子さんが明らかに落ち込んだり苦しんだりしていないのなら、大事《おおごと》にしないでいて構わないでしょう。

小学校中高学年以上の子どもであれば、周囲に知られないように隠れて思い悩んでいるかもしれません。急に核心に触れたなら、本人だって戸惑うでしょう。〝バレてしまった〟と焦るばかりに、何でもないと強く否定したり別の理由を言って取り繕ったりしてしまうことだって考えられます。一度否定したり取り繕ったりしてしまうと、本当のことを話すことのハードルがさらに上がっていってしまいます。「どうしたいの？」という声かけをしても、本人はまだ、自分がどのような可能性を持っているかを知りません。性別違和感を持たない大人のモデルは周囲にたくさんいて、参考にして将来や未来を考えられます。ですが、性別違和感と共に生きている大人のモデルが身近にいることは多くありません。わからないことばかりのなかで漠然と質問することで、本人が未来のなさに絶望などしてしまっては、本末転倒です。まだ自分の考えもまとまっていないお子さんに答えを急がせては逆効果です。急がない・急《せ》かさないということは、思っている以上に大事なことなのです。

特に思春期以降の本人の状態を理解し、本人なりの迷いや決断にまで至らない曖昧さを受け止めるには、大人が手出し口出しをせずに現実をそのまま見つめるようなかかわりが大切です。本人も悩みたくて悩んでいるのではなく、自分なりの答えや未来に続く道が見つけられないからこそ、悩んでいることでしょう。口数が少なくなって、大人から見ると、「何を考えているのかわからない」状態のお子さんもいるかもしれません。身体的性別らしくいようと妙にがんばったりするお子さんもいるかもしれません。悩みや葛藤の表現方法は一人ひとり異なります。性別違和感を抱く人とそうでない人との交流は、一種の異文化コミュニケーションのようなところがあります。まずは互いの存在を肯定的に認め合うこと、知り合うこと、伝え合うこと、話し合うことが大事になってきます。家族だから、友人だから、先生と生徒だからと考えず、異なる考えや事情を持っている相手と心と心のコミュニケーションができるようになるまでの、試行錯誤期間と思っていただけるとよいのではないかと思います。きっと、異文化を理解し切れない苦しみやカルチャーショックのようなものを感じることがあるでしょう。それでいいのです。最初からすべてを理解し合えるようなことはありません。理解してあげたいのにうまくできなかったとしても、頭の中で整理できないままでも、まずは静かに寄り添い、見守りましょう。

一般的に人は、不安や心配をわからないままにしたり、何かの原因を曖昧なままにしたりしておくことが苦手です。気になることがありながらも何も聞かずに黙って待つというのは、実際にやってみると想像よりはるかに苦しく難しいものです。しかし周囲にとっても本人にとっても大事なのは、〝なんとなくわかった〟／〝わかってもらった気になる〟というような一時の安心ではなく、これから先よりよい未来を実現していけるように、一緒に話し合い、考え、必要な選択と決断をしていくことです。本人からいろいろと聞き出したい気持ちやすぐにでも手を差し伸べてあげたい気持ちになったとしても、未来への投資と思ってなんとか忍耐し、苦しい〝待ちの時期〟を凌《しの》いでいただければと思います。繰り返しになりますが、とても大切なことだからこそ、最初の声掛けまでは慎重に行動していただくことを強くおすすめしたいと思います。

〝待ちの時期〟といっても、本当にただ待つだけで何もしなくていいというわけではありません。子どもが性別違和感を抱えているのではと、前々から察知していたにもかかわらず、本人がカミングアウトしてくれたり助けを求めてくれたりしたときに必要な知識がなく、何の用意もしていなかったとしたら、それはとてももったいないことです。**話してくれたときに無難な言葉を返せるよう、何か必要なことがあればそれについてすぐに動き出していけるよう、用意を進められていればすばらしいと思います。どうしていきたいのか、どうしたら生きやすくなるのか、それらを一緒に考える準備をしておくということです。**

必要に応じて、専門的な相談機関や専門職の手を借りるのもいいと思います。Chapter 7に記載されているような相談窓口を訪ねてもいいでしょう。この本のようなものを理解の助けにしてもいいと思います。まずはご自身が必要な情報や相談先を得ることによって、お子さんの思いや希望を受け止める心構えをつくっていきましょう。

2 性別二元論から自由になろう

性別二元論は、性別には男（性）と女（性）のふたつがあり、すべて人はその人の持つ性別によって男女のどちらかに振り分けられるのだという考え方です。大多数の人は身体的性別とそのほかの性別に関する属性が一貫しているため、『身体的性別によって人を男女のふたつに分ける考え方』と言った方が、理解しやすいかもしれません。

この性別二元論の考え方は、意識されることもほとんどないくらいに当たり前の前提として、社会システムの構造に大きな影響を与えています。たとえば、『男』と『女』の文字が並んでいて、どちらかを○で囲むように求める性別欄です。見たことがないという方はいらっしゃらないでしょう。履歴書、病院の問診票、交通系ＩＣカードの申し込み用紙など、こうした性別欄との遭遇によって男か女かの二者択一を繰り返し問われます。保育所・幼稚園や小学校で作品を展示する際、子どもの性別によって２色の台紙が使い分けされているようなこともよく見かけます。乳幼児は性別が見分けにくいからという理由で、男の子は黒ペン、女の子は赤ペンで名札に名前を書くように求める子どもひろばなども多くあります。性別二元論に染まっている大人の言動を見て育つことで、子どももまた、性別二元論を当たり前の前提として取り入れていくようになります。

しかし、男・女というふたつの性別だけですべての人を捉えようとするには無理があります。たとえば、世界最大のスポーツの祭典といわれているオリンピック・パラリンピックです。多くの種目で男女別の競技が行われています。おそらく、男性と女性とでは骨格や筋肉の付きやすさなどの身体構造が異なるという理由で、区別が設けられているのでしょう。しかし、人々のなかには性分化疾患を持つ方がおり、彼らが男女のどちらで競技に参加するのが適切かつほかの選手にとっても公正なのか、ときに議論が起こっています。身体的性別ですらこうなのです。それに性自認が加わり、身体的性別と性自認の一致・不一致が加わったならもう、性別は男女のふたつなどと言えなくなるのではないでしょうか。

性別違和感を持つ子どもを理解し一緒に未来を考えていこうとする際、周囲の大人がこの性別二元論から自由でいようとすることがとても大切になります。というのも、性別二元論にとらわれたままだと、男性でないなら女性、女性でないなら男性というように、「持って生まれた身体的性別で生きられないのであれば、その反対の性別になりたいのだろう」と周囲が思い込んでしまいやすいからです。本人独自の性自認のあり様と齟齬《そご》が生じたり、本人と周囲とで性別移行の足並みが揃わなくなってしまったりすることにつながりかねません。

Chapter 1とChapter 2でもお伝えしましたように、性同一性障害の当事者の性自認は、身体的性別と反対の性別であるとは限りません。また、幼少期に性別違和感を訴えていたとしても、それが後々に性別移行を必要とするまでになるとも限りません。性別違和感を抱いているかもしれない子どもがいたとしても、周囲が先走って反対の性別として生きていけるように環境などを整えてしまったとしたら、それは本人のためにならないかもしれません。本人の意向に沿っているともいえません。本人が持つ性自認を適切に理解して受け止め、そしてそれを尊重し成長発達を支えていくためにも、周囲の大人は性別二元論からできるだけ自由になっていて欲しいと思います。そして本人との対話によって方向性が定まっていくまで、辛抱強く本人の意思の芽生えを待っていただきたいと思います。

ご自身のお子さんに性別違和感の兆候が見えたとき、「男の子／女の子としてこの世に誕生したからには男の子／女の子として成長して欲しい」と願う気持ちと、「性自認が女の子／男の子ならば女の子／男の子として伸び伸びと自分らしく育っていって欲しい」という気持ちが混在し、葛藤を覚える親御さんもいらっしゃるかもしれません。実際にそのような親御さんからの相談も少なくありません。こうした悩みをご相談くださる親御さんは、性別違和感の兆候があっても、「男の子／女の子ならば男の子／女の子らしく」と頑《かたく》なになっていらっしゃる親御さんよりは、確かにお子さんに添おうとしている気持ちがあるように感じられます。しかし、「性自認が女の子／男の子ならば女の子／男の子として伸び伸びと自分らしく育っていって欲しい」という思いの裏にはやはり、性別二元論から抜け出せないでいることが見え隠れします。

もちろん、何十年もその存在を意識することすらなかったくらいに当たり前であった性別二元論から自由になるなどということは、言葉で言うよりもずっとずっと大変です。

こうしてお話ししている私ですら、完全には逃れられていないと思います。ですから、性別二元論から自由になれないからと、ご自身を責める必要は全くありません。大事なのは、性別二元論というものの存在と影響に気づくこと、そしてそこから自由になって、広い視野で本人の状態や心情を真に理解しようと努めることなのです。

よろしければ、性同一性障害の当事者同士が集まるような交流会にも、こっそり参加してみてください。当事者同士は、本人の見かけではなく性自認に沿って相手の性別を認識し、その心持ちに沿った呼称で呼び合っています。「彼が」「彼女が」のような性別によって区別される人称代名詞は極力使われないか、性自認に沿ったものが使われます。性別違和感を持っているお子さんのことは、「息子さん」「娘さん」ではなく、「お子さん」と呼びます。親戚が子どもを授かったという話があれば、「男の子、女の子どっち？」ではなく、「今のところ、どっちの性別なの？」と聞きます。そういう文化に触れることによって、どれだけご自身が性別二元論に染まっているかに気づけることでしょう。同時に、性別違和感を抱える本人をできるだけ傷つけずに済む言葉遣いやコミュニケーションの取り方についても、自然と学んでいくことができるはずです。

3 家族で互いの認識を共有しよう

家族といっても、それは個人個人の集まりです。性別違和感を抱える子どもがいる家族同士が、同時に性別違和感の兆候に気づくようなことはほとんどありません。子どもと接する時間が比較的長いからでしょうか、幼少期の性別違和感の兆候を家族内で最初に気づくのは、母親であることが多いように思います。また、親のようにはっきりと認識したり調べたりしてはいないことが多いのですが、きょうだいが親よりも早く勘づき始める事例も一定数あります。

性別に関する話題というのは家族内でも共有しにくいものなのでしょうか。あるいはその重大さにおののいてしまうのかもしれません。最初に気づいた人がほかの家族に隠れてご相談にいらっしゃる事例が大変多い印象です。しかしできれば、周囲のほかの大人が本人の性別に関する行動についてどう思っているのか、事前に確認してみて欲しいと思います。理由のひとつは、テレビや書籍で性同一性障害の当事者のライフストーリーなどを読み、心配のあまりに思い込んでしまっている場合があるためです。もうひとつの理由は、今後家族などとどのように認識を共有していくかを考えるにあたって、誰がどのくらい本人の性別違和感を受け止めて協力者になってくれそうか、しっかりと見極めてサポート体制を作っていきたいからです。その際、「この子、性別に違和感を抱いていると思わない？」「性同一性障害じゃないかと思うんだけど……」のように、最初から特定の言葉を用いて尋ねる必要はありません。相手の本心を推し量るには、特定の言葉は避け、日常的な言葉で尋ねてみた方が効果的です。

おすすめしたいのは、具体的に見られている行動を取り上げて、それについてどう思うのかを、それとなくうかがうような尋ね方です。**たとえば、「うちの子、どうしても女の子の服を着たがるようなことがあるんだけど、どう思う？」「男の子みたいなことばかりしていて、本当に女の子なのかと思っちゃうときもあるんだけど、そう思うことってある？」のように、まずは何気ない会話のなかで話題に出してみるといいと思います。**

相手が性別の多様性について寛容な態度を持っていると思える場合には、もう少し話を進め、本人の具体的な言動などについて共有を図っていいと思います。一方、相手がそもそも性別の多様性などについて柔軟に考えることを苦手とするような場合には、本人の具体的な言動については、ぼかすことも選択肢のうちです。ないことを願いたいとは思いますが、ひそかに共有したはずの気になる具体的な言動について、本人を怒ったり言動を矯正しようとしたりされてしまった事例も、現実には存在します。

ほかのご家族も同じように違和感や心配を抱いているような場合、ご自身の懸念を聞いて同じように心配して見守ってくれるような場合であれば、そのまま一緒に悩みを共有していけると心強いです。一緒に、Chapter 4の（1）や（2）にも取り組んでみていただければ嬉しく思います。

話し合いたい相手が、お子さんの言動にまったく違和感を抱いていないような場合、本人の年齢にもよりますが、ご家族や関係者でゆっくりじっくり話し合う機会を設ける必要があるかもしれません。話し合うにはまず、相手にも性別違和感や性同一性障害についてある程度知ってもらっている必要があるでしょうから、まずは、これまでにあなたが調べた情報や資料を使った丁寧な説明を行いましょう。その上で、意見交換ができるといいと思います。性同一性障害に関する講演会や、当事者も参加する交流会に出向くのもいいでしょう。専門家の意見や、似たような体験をしているほかの家族の言葉を聞くことにより、よりよい理解や新たな気づきが得られるかもしれません。

セクシャルマイノリティ当事者の社会的存在は認めていても、それが我がこととなると受け入れがたいと抵抗を示す家族もいるかもしれません。残念ではありますが、人が身近でないものに対して見せる態度や心理として、理解できるところでもあります。社会的存在を認めているのであれば、ゆっくりと時間をかけて本人の本来のあり様を受け入れていける余地も、十分にあります。時間はかかるかもしれませんが、本人の悩みや苦しんでいることが少しでも軽減されること、本人がよりよく未来に向かっていけるようになることなど、同じ方向を向いて共有できる目標を据《す》えつつ、丁寧な話し合いを重ねていっていただければと思います。

話し合っても意見が衝突してしまい、決裂してしまうこともあります。本人の性別違

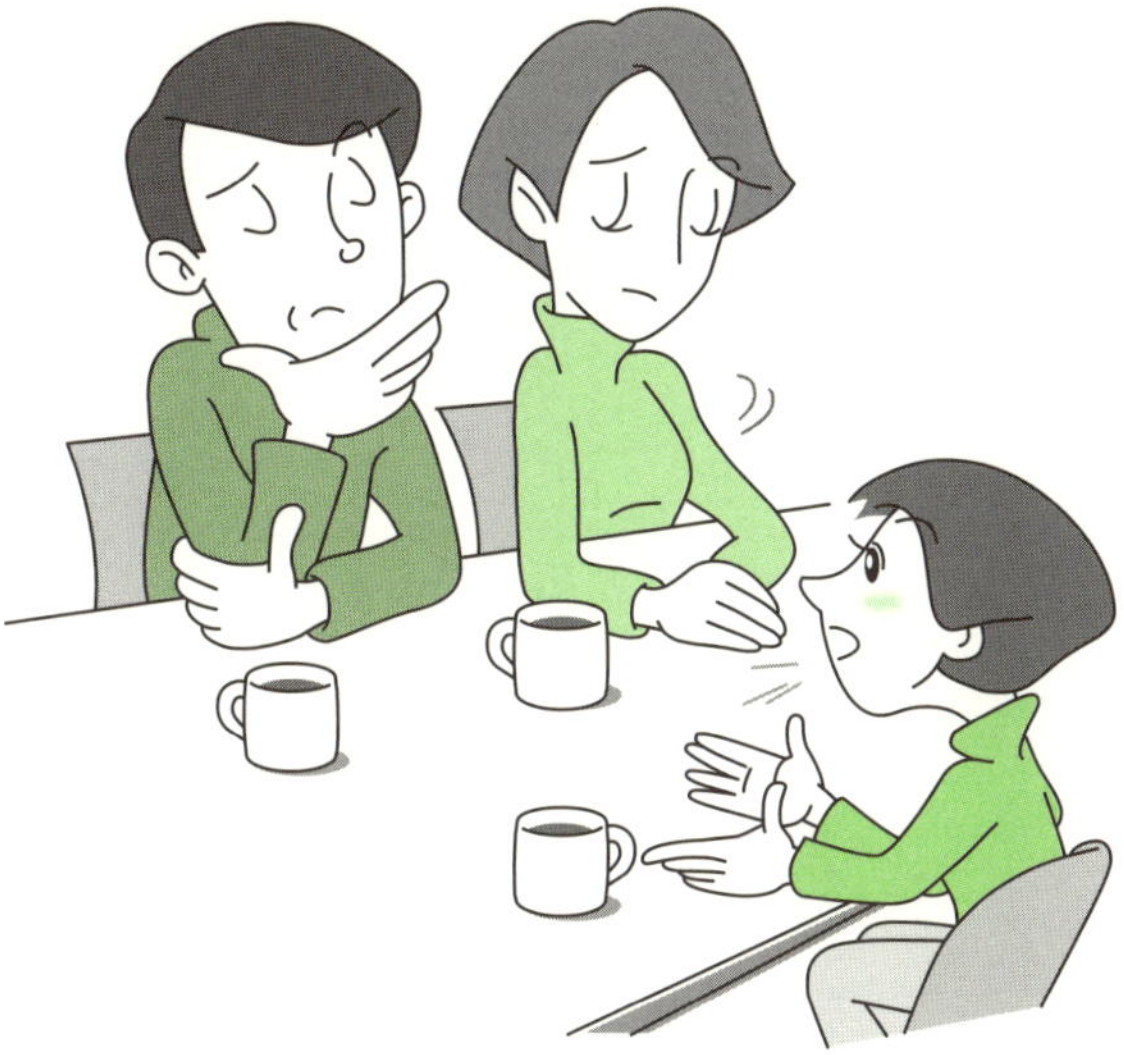

和感を断固として認めない家族、本人の悩みやあなたの心配を全否定するような家族、などもいるかもしれません。最近は性同一性障害やセクシャルマイノリティへの社会的理解が進み、こうした事例は少なくなってきましたが、今も皆無とはなっていません。本人のことで両親や家族が仲違《なかたが》いすることは、本人も望まないことがほとんどです。こちらからのかかわりによって相手の態度を柔らげようとするのを、ひとまず諦めてもいいかもしれません。家族全員が本人の性自認を尊重し、それに沿ったよりよい未来を応援してくれるのが、理想といえば理想です。しかし、まずは家族のなかでひと

りでも本人にとって寄り添ってくれる理解者がいることが大切です。もしなんらかの性別移行や配慮によって、本人の性別違和感が確かに解消あるいは軽減され、より幸せそうな表情や姿が見られるようになれば、いつか相手も態度を軟化させてくれるかもしれません。私と父の関係もこのようにして、今は互いに笑顔で話せる仲になっています。

4 カミングアウトを受け取るための用意をしよう

性別違和感や性同一性障害のことをご自分なりに理解し、本人の悩みや訴えを受け止める準備が整ってきたとき、お子さんが本心を明かしてくれる日を待ち遠しく感じるかもしれません。直接話してみたいと思われる方も多いでしょう。そのためには、大きく分けてふたつの流れがあることをお伝えしたいと思います。最も理想的といえるのは、こちらが本人にとって言いやすい雰囲気や機会をさりげなく作っていくことで、そのうち本人が本人なりのタイミングで自ら話を切り出してくれる流れです。性別違和感というのは見かけからはわかりません。**本人はこれから自分自身のことを相手に伝えていくために、たくさんのカミングアウトを行っていくことになります。その練習のためにも、できるだけ本人が本人なりにタイミングを図り、本人なりの言葉で話せるよう、効果的な下地づくりを行っていけるとよいと思います。**

効果的な下地づくりの例としては、次のようなものがあります。

〝男らしく・女らしく〟のような、性別によって人を判断したり評価したりするような言葉を使わない。一緒に見ているテレビドラマやニュースなどでセクシャルマイノリティ当事者が取り上げてられている際、そういった当事者に対する肯定的意見を本人に聞こえるように話す。実際は書籍等で知った事例であっても、それを知り合いから聞いたこととして話すなどして、身近な話題と思っていることを暗に伝える。性別に関すること以外の、本人にとってより話しやすそうな相談事について話し合ってみる。親に言いにくいことがあれば、まずは周囲の信頼できる大人などに相談するように日頃から励ます。

ほかにもたくさんの方法があると思います。大切なポイントは、直接的にカミングアウトを促すのではなく、カミングアウトできるような下地を作るということです。本人が自分の抱いている性別違和感や、それを抱いている自分自身に対して、少しでも肯定感を持てるようになること、自分自身や周囲の大人が信頼できる相談相手になり得ることを知ってもらうこと、このふたつが下地づくりの主なコンセプトです。

下地づくりを適切に行っていったとしても、本人からのカミングアウトがなかなか行われないことがあります。その背景にはさまざまな要因があります。よく聞くのは、本人のなかにある違和感や悩みを表現するしっくりくる言葉を見つけられなかった、自分でも混乱していてとても誰かに話せるような状況になかった、などです。

多くの場合は、本人にとってはまだ話す時期にないことが多いため、そのまま機が熟すまで見守りを継続して欲しいと思います。ですが、本人が明らかに悩んで思い詰めている様子があったり、いじめや不登校などの関連する困難が生じていたりする場合には、思い切って大人から話を切り出してみてもいいかもしれません。これがふたつめの流れです。

大人から切り出す場合、本人から切り出してくれる場合と違って、こちらで時間や場所を慎重に選び、用意してあげる必要があります。たとえば、次のようなことが大事です。

信頼できる大人と本人だけで話せる機会とする。ほかの誰にも話す内容が聞かれないような個室を場所とする。その場所に行くまでの間、人目につかないようにする。

本人が親御さんに隠しているつもりであった場合、気づかれてしまっていたことにショックを受けるかもしれません。ですから、最初から本題に切り込まず、まずは最近の様子から悩み事があるのかと心配していたことなどを伝え、責めるために時間を作っているわけではないことをしっかりと言葉にしてあげてください。

次に、切り出し方です。「もしかして男の子（女の子）になりたいと思っている？」のような切り出し方は得策ではありません。生まれたときの身体的性別とは反対の性別になることを前提にしたような聞き方をしてしまうと、それは性別の二者択一を迫ることと同じになってしまいます。本人がどのような性自認を持ち合わせているのかは、まだわからないことに注意が必要ということです。

「何かあったの?」のような漠然とした質問も、結果的にうまくいかないことが多々あります。こうした漠然とした質問に答えられるのであれば、きっと、こちらから切り出すまでもなく、本人から自分の言葉でカミングアウトできたことでしょう。自分自身の気持ちを言葉にするのは、大人であってもそう簡単なことではありません。こちらから切り出す必要を感じているようななかで、せっかく時間と機会を設けているのですから、もう少し本人が答えやすいような訊《き》き方を工夫するとよいと思います。


訊き方に正解はありませんが、たとえば、このような訊き方ができるかもしれません。

「この前、男性の体で生まれたけれど、男性のままでは生きられないからと試行錯誤して、今は周囲から女性として認められながら生きているという人のことをテレビでやっていたの。それを見ていて、もしかしたら、あなたもその人と似たような悩みを持っているのかもしれないって、そう思ったの。間違っているかもしれないけれど、もしそうだとしたら、一緒にこれからのことを考えていきたいって思ってる。まだ言えないこともあるかもしれないけれど、言えることだけでいいから、何かお話できることがあったら教えてくれない？」

本人が話す糸口になりそうなことを、こちらから投げかけてあげることがポイントです。また、同じ性同一性障害の当事者同士であっても、その悩みの抱き方や性自認のあり様は、それぞれに独自性があります。「誰々のような」「誰々と同じ」という表現ではなく、「誰々と似たような」「誰々と同じような」というぼかした表現を使うことで、本人なりの状況や悩み・思いが話しやすくなります。**多様な答えが返ってくることを想定した訊き方をすることが大事ということです。**

このような誰かを引き合いに出した訊き方をする場合、注意したいこともあります。テレビに出ているような有名人を例に出す場合です。バラエティーに出ている、いわゆる〝おねえタレント〟のような方を例に出すのは、避けた方が無難です。ご本人たちを否定するわけではないですが、今悩みのただなかにいる本人にとって、自分の性別をネタにまでできるようになっているタレントさんとでは、その心境に差が大きすぎるのです。そのような方と並べられることに抵抗を感じる子どもも少なくありません。有名人ともなると、たいがいその人の個性はたぐいまれな強烈さを持っていますから、その印象が強すぎて、性別違和感を抱いているという共通性をかえって感じにくくなるという事情もあります。ニュースやドキュメンタリー番組、書籍で読んだ体験談など、一般社会生活を送っているような人の例を引き合いに出した方が、うまくいくことが多いです。うまい心当たりがなければ、たとえ架空《かくう》であっても、「知り合いから聞いたのだけど、こんな子がいてね……」、という言い方をして、本人が自分自身と近しい状況の人の存在を感じられるようにしてあげるといいでしょう。

もしかすると、こうした対話が、本人にとって初めてのカミングアウトとなるかもしれません。本人自身もどのような言葉で伝えていいかわからずに、言葉に詰まったり一度言ったことを撤回しようとしたりするかもしれません。急《せ》かしたりせず、ゆったりとした気持ちで対話に臨んでいただければと思います。最初のカミングアウトですべてが終わるのではなく、むしろそれがこれからのことの始まりになるわけですから、首尾よくすべて話し切るようなことを目指す必要なんて、全くないのです。

5 カミングアウトの種類を知っておこう

あなたが本人からカミングアウトを受けるとき、それは本人にとって初めてのカミングアウトかもしれませんし、すでに誰かに話した後に行われるカミングアウトかもしれません。機会としては初めてのカミングアウトであったとしても、すでに心のなかで何度も練られており、ある程度整理された形で行われているかもしれません。

ひと口にカミングアウトといっても、それに至る理由や原動力となっている思いは異なります。もちろん千差万別ですが、私がこれまで行っていた研究では、大きく3つの種類に分けられることがわかっていますので、ここではそれを紹介したいと思います。

ひとつめは、見た目や身体的性別とは一致しない性自認のあり様を持ちながら、身体的性別に対応した性自認を持つと思われ続けることに限界を感じている頃に行われます。たとえば、「体の性別は女だけれど、本当は男性なんだ。何かして欲しいわけじゃないし、（カミングアウト相手は）そのままでいいけれど、こういう自分なんだってことを知っていてもらいたい」とカミングアウトします。私はこれを、〝生きるためのカミングアウト〟と名づけています。それまで〝悟られてはいけないもの〟として心中に秘めてきた性別違和感をひとりでは抱えきれなくなり、それが噴出するように相手に吐露されます。このような〝生きるためのカミングアウト〟は、相手に拒絶されるのではないかというような悲観的観測や切実さ、切迫感をともなうことが多いのですが、相手と時機を選んだ決死の覚悟で行われ、カミングアウトした相手から明確に拒絶されなければ、それだけで喜びが感じられることが特徴的です。実際にはそれはひとときの成功感にすぎないことが多いのですが、これでやっと本当の自分になれる（＝性自認に沿ったあり方で生きていける）だろう、という期待と達成感がともないます。

本人が溜《た》めに溜めた気持ちを吐き出してくれたわけですが、本人自身がとても混乱している場合が多いので、まずはその言葉をしっかりと受け止め、落ち着かせてあげることが大事です。否定したり話を遮《さえぎ》ったりしないのはもちろんですが、一度に先のことまで聞こうとせず、「辛かったね、話してくれてありがとう。先のことはこれからゆっくり考えていこうね」と伝える程度にしておくとよいのではないかと思います。

ふたつめのカミングアウトが行われるのは、本人のなかではすでに本来の性自認に沿って生きていくために歩み出そうとしている時期に行われます。身体的性別やそれに即した生き方・扱われ方から抜け出したい欲求が強く、身体的性別への言及は必要最低限にとどめたい気持ちがあります。そのため、あえて言わなくても性自認に沿って扱って欲しい気持ちが高まり、相手が身体的性別に沿って自身を認識していることが察される言動への苛立ち、いくら言葉で説明しても自分が思うようには理解してもらえないもどかしさ、せっかくカミングアウトしたのだから後戻りはしたくない焦りなどが抱かれます。こうしたカミングアウトは、もっと性自認に沿った自分としての扱いを相手に求めるために行われます。私はこれを、〝変化を求めるカミングアウト〟と呼んでいます。

カミングアウト相手の多くは、性別違和感を抱いたことのない人です。カミングアウトを受け止めることはできても、性別違和感や性別に関する不一致感、それに由来する心理的苦痛・苦悩を体験的に理解することは叶《かな》いません。また、カミングアウトされた者にとって、長い間疑いなく男性／女性と思ってきた本人への性別認識を瞬時に書き換えることは大変難しいことです。身体的性別の特徴が反映された外見が目に入っていると、ついつい身体的性別に沿った呼び方や扱いをしてしまうこともあるでしょう。これに対して本人は、長年胸中に秘めてきたことをやっとの覚悟でカミングアウトしたわけです。自身への性別認識や言動を早々に改めてくれない相手に、苛立ちやもどかしさを感じることもまた、人間の自然な心の動きであるでしょう。〝変化を求めるカミングアウト〟が行われる時期は、本人とカミングアウト相手との間に心理的隔たりが生じやすく、人間関係やこれまでの信頼関係が最も危機に瀕《ひん》しやすくなります。

この段階では、何を求めてカミングアウトしてくれたのか、何をどのように変えたくてカミングアウトしてくれたのかについて、特別丁寧に話し合い、聞き取ることが必要となります。このとき、〝女性／男性になるために〟ではなく、〝今のつらい状況を少しでも楽にするために〟ということを共通の目標に据えるようにしてください。その上で、本人が自分や周囲の他者《ひと》に求めている事柄をしっかりと聞いてみてください。すぐには希望に応じられないこともあるかもしれませんが、まずは本人の気持ちとして、否定はせずに受け止めてあげていただければと思います。ひと通り耳を傾けた上で、その思いをどう実現できるか、実現させることで生じ得る弊害についてどうするか、などについてしっかり話し合えると理想的です。たとえば、通学時の制服を替えたいという希望があった場合です。その気持ちはしっかり肯定しつつも、誰にもカミングアウトせずに制服を替えることはできないこと、教員にだけカミングアウトしても周囲の生徒や登下校を目にする近所の人が困惑したり好奇の目で見たりする可能性があることなども、話し合っていけることが望まれます。

3つめのカミングアウトは、本人なりの自分の立ち位置を確立できた頃に行われるため、カミングアウトされる相手が特別何かを配慮したり遠慮して控えたりする必要性はほとんどありません。あまり細かいことは気にせず、お互いに思っていることや感じていることを率直に明かし合えることが大切です。**私はこれを、〝自己表現としてのカミングアウト〟と呼ぶようにしています**。ここでのカミングアウトは、性自認と他者《ひと》から認識されている自己の性別との食い違いを、他者《ひと》との相互協調によって解消させていくための具体的手段として行われます。性別違和感を抱いている者と抱いたことのない者との違いを互いに受け入れ、対話による深い相互理解を求めるのです。
この3種のカミングアウトは説明した通りの順番に出てくることが多いですが、次々と進展していくものではありませんし、行きつ戻りつすることもあります。また、あなたにとって初めて受けるカミングアウトが、どの段階のカミングアウトであるかはわかりません。大きく3つのカミングアウトがあることを念頭に置いておき、どれに近いだろうかと思いながらカミングアウトを咀嚼《そしゃく》できるとよいと思います。

最も注意したいのは、本人が「何もしなくていい」「何も変えなくていい」のように言っているときです。その時点では確かにそのように感じていても、次第に相手に変わって欲しい気持ちが高まっていくのが一般的です。本心では変わって欲しい気持ちがすでにあっても、相手への気遣いや引け目のために言えないでいるだけかもしれません。一度で話を終えるのではなく、定期的に話し合いの機会を設け、その都度確認し合って足並みを揃えていけるようにすることをおすすめしたいと思います。

6

カミングアウトを受けた際の好ましくない言葉とは

先に3種のカミングアウトをあげました。どのカミングアウトでも、本人が話してよかったと思える機会にしたいものですが、〝生きるためのカミングアウト〟と〝変化を求めるカミングアウト〟では、受け止める側の対応が本人に与える影響が大きいものです。受け止める側がうまくやれれば本人の自信になり、後々ほかの人へカミングアウトする際のハードルが下がります。反対に受け止める側がうまくなければ、次のカミングアウトを断念して、ますます内に閉じこもってしまう可能性があります。カミングアウトが行われる経緯もその状況も千差万別ですから、好ましい返答例を紹介することは難しいのですが、ここでは、好ましくない返答例を紹介しますので、参考にしていただければと思います。

最もよく聞く失敗例は、変化を求めるカミングアウトを受けた際によく起こります。〝私（＝カミングアウトを受け取った人）は変わらないから〟というような言葉です。

お子さんがどんな状態でもいかなる者でも変わらぬ愛情があることを伝えたいのだろうと想像します。ある意味で愛の詰まった言葉と思いますが、変化を求めている本人には失望を与えてしまいかねません。本人が望んでいるのは、自らに対する性別の認識を変えてもらえることなのです。この場合、言葉をしっかりと補うことで失敗を回避することができます。たとえば、「どんなあなたであっても我が子としての愛情は揺るぎないから」「これからも変わらず味方でいるから一緒に考えていこう」などと言えば、本当に伝えたいことがしっかりと伝わることでしょう。

次に〝わかるよ〟という言葉です。非常に危険です。そもそも本人は、自分の抱いている性別違和感や性別の不一致を同じように抱く人が周囲にいないからこそ、思い悩んでいるわけです。自分でもそういった状態に混乱や困惑したままカミングアウトしていることだってあります。誤解を恐れずに言えば、〝わかるよ〟という返答はとても安易です。表面的な取り繕っただけの〝嘘〟ともいえます。性別違和感を抱いたことがない人が、性別違和感を抱くがゆえの苦痛を真にわかることはあり得ません。知識として理解を試みることはできても、同じように体験することはできないのです。残念ですが、仕方のないことです。

もしあなたが本心から気持ちがわかると思っているのならば、立ち止まって考え直してください。仮に思ってしまっているとしても、それを口にはしないようにすることを強くおすすめしたいと思います。一度わかると言ってしまうと、もし仮に本人の性自認に沿わないことを言ったりやったりしてしまったとき、本人からの信頼を失ってしまう可能性が格段にあがります。厳しいことを言うかもしれませんが、身体的性別に沿って生きていた頃を知っている人は、誰もが必ず多かれ少なかれ、本人の性自認に沿わないことを言ったりやったりして本人に傷つきを与えてしまっています。皆無ということはありません。していないと思っている方がいたとしたら、それは実際には与えてしまっている傷つきに気づいていないだけでしょう。そのくらい、性別というのは日常生活に浸透していますし、相手に対する性別の認識や扱い方を変えるというのは難しいことなのです。

安易に〝わかるよ〟と言ってしまうより、わからないことを率直に伝えた方が、ずっとずっと今後の役に立ちます。たとえば、次のような言い回しがあるかもしれません。「まだわからないことばかりで、知らないうちにあなたを傷つけてしまうようなこともあるかもしれない。でも、私はあなたと一緒に笑顔でいられるようにそれを変えていきたい。もし私に変えて欲しいことがあったり、私が知らず知らずに傷つけてしまったりするようなことがあったら、そのときは教えてくれると私も嬉しい」。こう気持ちを伝えれば、信頼関係を築いていくことにつながるはずです。

次に、本当によくありがちな共感の示され方についても言及しておきたいと思います。「私も子どものときに女の子／男の子になりたかったよ」「少しくらい女の子／男の子っぽくたって、それは個性だと思う」のような言葉です。一見本人のことを共感的に支持してくれているようですが、性別違和感というのは、〝らしさ〟や〝っぽさ〟のようなものでは表現できない強烈な違和感・不快感をともない、本人は悩んでいるのです。困っていることを〝個性〟と片づけられてしまえば、次に何も言えなくなってしまいます。〝個性〟で片づけられないからこそ、決死の覚悟でカミングアウトを行っているわけです。共感を示してくださるのであれば、性別違和感に直接関係することではなくて、ひとりで悩んでいた孤独感に対してにして、カミングアウトするのに非常な勇気を必要としたことなどを労ってあげて欲しいと思います。共感に、嘘や取り繕いがあってはいけません。その場を凌ぐことより、これから一緒に考えていくために必要な信頼関係の構築を大切にしていただければ嬉しく思います。

繰り返しになりますが、話し合いを一度で終わらせようとせず、これから一緒に考えていく姿勢を共有することが最も大切なことになります。そうしておかなければ、せっかくお互いに勇気を出して話し合いを持てたのに、また次にどのように切り出すかを悩まねばならないことになってしまいます。「何も困っていることがない」という言葉を鵜呑《うの》みにしてはいけません。それはあくまでそのときにないというだけであって、それから間もなくして悩みが生じることだってよくあります。これまでの人生では想定もしていなかった事態が起こるかもしれません。大事なことは、その時々で本人の希望や思いを大切にしながら、現実とどのように折り合いをつけた打開策・対応策を考えていけるかということです。その話し合いをすることが特別なことではなく、当たり前の日常の一部となっていけるような関係性を築けたらすばらしいと思います。

7 秘密の範囲を共有しよう

本人に話を切り出すとき、まずは信頼できる大人と本人だけで話せる場を設けるようにと前述しました。そのままにしてしまうと、本人の性別違和感について知っているのは、そこで話を聞いた大人だけということになります。本当にそこだけで話をとどめていける話であれば、そのままでいいかもしれませんが、性別に関する悩みの場合、後々《のちのち》それを周囲の大人たちで共有していく必要が生じることがほとんどです。ここで多くの親御さんは、本人から聞き取ったことを誰にどこまで伝えていいものか、悩まれるのではないかと思います。**最もおすすめしたいのは、誰にならこのことを伝えてもいいか、その場で本人と一緒に確認して共有することです**。本人を取り囲む学校教員や、友だち、きょうだいなど、どの人には言えそうか、言っておくとより安心か、はたまた言っておく必要があるのか、よく話し合ってみてください。子どもだけで適切な判断ができないこともあるでしょうから、「誰々には言っておいた方がいいと思うけれど、どう？」と少し水を向けてみることも大切です。

大人の方が、カミングアウトに待ったをかけることがあってもいいかもしれません。よくある事例として、母親へのカミングアウトがうまくいき、父親にもわかってもらえるはずだと期待してカミングアウトした結果、受け入れてもらえなかった、もしくは受け入れると言ってくれたはずなのに、性別二元論に囚われたような発言（たとえば、テレビにでている男性に向かって「女みたいな奴だな」と小ばかにする）が続くようなことがあります。一度受け入れてもらえたと嬉しく思ったからこそ、裏切られたような気持ちにもなり、本人の傷つきも大きくなってしまうことでしょう。今までの習慣から抜け出すのは本当に難しいことですから、こうしたことは実際によく起こります。もしあなたの身近に、性別二元論から抜け出すのに時間のかかりそうな人がいるようなら、むやみにカミングアウトを促すのは危険です。「誰々もびっくりするかもしれないから、あなたがカミングアウトする前に、性別のこととかをどう思っているのか、私の方からリサーチしてみてもいい？」などと言って、カミングアウトを少し先延ばしにすることも、場合によっては必要です。

また、ほかの人へのカミングアウトや情報共有を実際に行う前には、「あなたのことを理解したいと思っていてもわからないことがあるかもしれない」「もしかしたらこういうことが起きるかもしれないけれど、あなたを傷つけようとしてやっているわけではないからね」などと伝えて、本人の心の準備を支えることも効果的です。

どんなに理解を示してくれている人でも、今までの日常をがらりと変えることは難しいことです。「だんだんみんなわかってくると思うから」と、長期的な道のりを示してあげるとよいでしょう。

今は誰にも言いたくないということでしたら、すぐに言う必要はありません。ただ、本当は言いたいのに偏見や拒絶される〝恐れ〟がどこかにあり、言えずにいる場合もあります。ですから、誰にも言わないで欲しいと言われた場合でも、一度は本当にそれでいいのかを確認した方がいいと思います。「わかった、今はほかの人には言わないでおこうね。ただ、もし何かして欲しいことや、やめて欲しいことがあるなら、言わないと伝わらないこともあるじゃない？　本当に私が話を聞くだけでいいの？　楽になれる？」というような言い方ができるかもしれません。それでも今はまだ誰にも伝えたくないという場合には、「じゃあ、今聞いたことはみんなには言わないからね」と伝えて、安心させてあげましょう。

誰々になら言ってもいいということになった場合、もし可能なら、本人が本人の言葉で言うことを促《うなが》してあげてください。その方が、より正確に本人の思いや悩みの切実さが伝わりやすく、深くお互いを知るきっかけになります。一緒に伝え方やタイミングを考えたり、場合によっては、「私も一緒に行くから、自分で伝えてみない？」と提案したりしてみてもいいかもしれません。

親御さんの多くは、学校や先生に話した方がいいのではと気にするかもしれません。学校の先生向けに出された文科省通知（詳しくはChapter 5で述べます）にも情報共有の重要性が繰り返し記述されています。しかし、必ずしもすぐにすべてを情報共有しなければならないかというと、そうでもありません。必ず話すようにおすすめしたいのは、本人が生きるか死ぬかまで思い詰めていて生命の危機すらあろうというとき、不登校やいじめなどの学校場面で主に生じる困難によって、本人の日常社会生活に支障が出てし

まっているときです。こうした状況にないのであれば、本人がまだみんなに知られたくないという思いを尊重してあげることもまた、今後につながり得る信頼関係づくりとして受け入れていいと思います。本人は勇気を出し、あなたに信頼を寄せてくれたのです。それを大切にしてください。もしあなたが、たったひとりのカミングアウトできた相手であったとしたら、特に留意して秘密を守ってあげてください。

8 まだ話さないという選択も尊重しよう

本人と話し合おうとしたけれど、どうしても本人が話したがらないようなこともあるでしょう。そんなとき、大人はどのような対応をすればいいのでしょうか。

まずひとつ言えることは、本人に話そうとか何かを変えたいとかの意志がなければ、周りの人間にできることはほとんどないということです。本人が話しやすい土壌を作りつつ、見守ってあげることが一番です。

自分には話してくれないけれど、本人が困難を抱えて悩んでいるようなとき、心配から放っておけないと感じる場合もあるかもしれません。そんなときには、つらいかもしれませんが、自分が聞き役から降りることを検討してみてください。「私じゃなくてもいいから、相談できる人に話してね」などと伝え、本人が誰かしらに悩みを打ち明けられるようにしてあげてはいかがでしょうか。その時、本人が打ち明けようとしている相手に、後から個人的に話を聞きに行ったりしてはいけません。「誰々に話しても、その人から聞き出そうなんてしないから」「私が知らない人に相談してもいいんだよ」とまで言ってあげてもいいくらいです。一度誰かに話せることで、人に話すハードルが下がることが一般的です。自分の意思を尊重して秘密を守ってくれているのだとわかれば、そのうちに本人から話してくれるようになるでしょう。急がば回れ、です。まずは本人にとって打ち明けやすい人に話してもらい、そのうち打ち明けられる範囲が自然と広がっていくのを待てばいいのです。言いやすい人に伝えられる環境を、まずは作っていきましょう。

自分を信用していないから話してくれないのではないか……などと悲しく思う親御さんもいるかもしれません。しかし、性別に関することは非常にナイーブな話題ですし、自分の体を生んでくれた親だからこそ、この体が嫌だとは申し訳なくて言えない、というような訴えもよく聞きます。変に気にする必要はありません。親を悲しませたくない、親に心配をかけたくない、そんな本人なりの考えも尊重してあげて欲しいと思います。

9 あなたの混乱や困惑を許してあげよう

本人が性別違和感を抱いていることについて、これから性自認に沿った生き方をしていこうとしていることについて、みなさんはどのような思いを抱かれるでしょうか？

あるお母さんから、次のような相談を受けたことがあります。

「これから子どもと一緒に進んでいこうと、いつもは前向きな気持ちでいられています。ですが、やはり時々、本当には受け入れられない自分を見つけてしまいます……。子どもは自分の性別に違和感があると言っていたけれど、本当は違うのではないか、一時的なものであって欲しいと考えてしまうことがあるのです。こんな私は母親失格です。」

このときの私の返答はこうです。「受け入れられない気持ちが出てくるのは、自然なことです。性自認に沿って生きていくということはそれなりに苦労のあることですから、できればそうした苦労なく生きていって欲しいというのは、むしろお子さんを大切にしている親心のように感じられます。ご自分を責める必要は全くないと思います。」

カミングアウトされて、〝ああ、そうですか〟と何事もなく受け入れられる親など、ほとんどいません。これから変わっていくことに不安を覚えることもあるでしょう。多くの親御さんにとっても本人にとっても未知の領域に足を踏み入れるということですから、不安や困惑、戸惑いがあって当然なのです。受け入れることは簡単ではないはずです。

大事なのは、本人が生まれたときの身体的性別とは反対の性別になっていくのだと考えて受け入れようとすることではなく、今本人が抱えている課題や困難、苦しさから少しでも解放され幸せになって欲しいと願う気持ちだと思います。

ある別の親御さんは、お子さんが隣にいる相談場面で、次のように話してくれました。「この子が今とても幸せそうに生きているから、これでいいと思っています。自分が本当に何もしこりなく歓迎できているかというと、そうとは言い切れないです。できれば体の治療はして欲しくない。副作用なんかもあると聞きますし、体のことが心配というのが本音です。」

隣にいるお子さんは、親御さんの言葉に頷《うなず》きながら耳を傾けていました。すでに体の治療も始めていましたが、親御さんの言葉が自分のことを思うがゆえの言葉であることがしっかり伝わっているようでした。**お子さんの決断や性別移行、体への治療を全面的に応援できなくても、だからといってご自身を責める必要など全くないのです。**

本人の希望や意志を尊重したい、理解してあげたいと思うものの、すぐに行動を変えられずに悩む方もいらっしゃいます。たとえば、生まれたときの身体的性別が女性のお子さんを「〜ちゃん」と呼んでいて、それを「○○くん」と呼ばなければいけないだろうかという悩みを聞くことがあります。本人がどうしたいのかを確認し、希望に応じて変えてみるのもいいでしょう。急に変えられないのであれば、第3の案を用意してみてもいいかもしれません。「ちゃん」「くん」が付かない呼び名を使う、「娘」「息子」ではなく「私の子ども」と呼ぶようにするなど、男女の別を付けずに済む言い方に換える方法です。親御さんとお子さんが心地よく過ごせるよう、徐々に変えていくのがいいと思います。

実は私にもこんな経験があります。私が自らの性別違和感をカミングアウトした際、戸惑いを見せる家族のなかで、一番の理解者となってくれたのは妹でした。しかし、ほかの家族が徐々に私の呼び名を変えていくなか、妹だけが最後まで私のことを「お姉ちゃん」と呼び続けていました。自分で言うのもなんですが、私は妹の教科書に名前を書いてあげたり、お弁当を作ってあげたりと、本当にいい〝お姉ちゃん〟だったので、それがなかなか抜けなかったのだろうと思います。

ところが、ある日突然、私のことをお姉ちゃんと呼ばなくなりました。後日、理由を尋ねてみたところ、「もし自分に子どもが生まれたら、その子が混乱すると思うから、見かけに合わせることにした」と言っていました。ふとそう思っただけで、特段のきっかけはなかったと言っていましたが、おそらく妹はそれなりの勇気を持って変えてくれたのだろうと思っています。存在を理解して受け入れてくれることと、長年そうしてきたことをすぐに変えられることとは、必ずしも一致しないのかもしれません。妹が自分で変えるまで私が何も言わなかったのは、妹の気持ちも大切にしながら、ゆっくりと進んでいきたかったからです。今もそれでよかったと思っています。

10 起こりうる社会的困難も想定しよう

本人と話し合うときには、受け入れることが大切、安心させてあげることが大切だと繰り返しお伝えしてきました。一対一のやりとりのなかでは、それで十分だと思います。しかし、社会のなかで生活していく上で無視できない、社会的困難についても話しておかなければなりません。

性同一性障害の当事者が本来の性自認に沿って生きようとするとき、それは人目につく変化をともない、心の内だけに隠しておくことはほとんどできません。ですから、自分の性自認に従った振る舞いや服装ができるようになったからといって、すべての問題が解決するようなことはありません。相手が自分の性自認を認めてくれたからといって、自分の好きなように自由に開放的に生きていけるとも限りません。

どういうことでしょうか。たとえば、水着を例にとってみましょう。男性の身体的性別を持って生まれた子どもが、自分の性別に違和感を抱いており、上半身が隠れる水着の着用を求め、認められたとします。しかし、ほかの男の子が男性用のパンツ様の水着を着用しているなか、ひとりだけ上半身まである水着を着用していたとしたら、好奇の目で見られることは避けがたいものです。女性の身体的性別を持って生まれた子どもが、上半身のないパンツ様の水着の着用を求めたとします。ごく幼い頃ならいいかもしれませんが、すでに第二次性徴が始まりつつあるような時期に、それを認めることは簡単ではありません。もし認めたら、周囲はどこに目を向けたらいいのかわからずに、困惑してしまうことでしょう。

これらは極端な例ですが、本人が苦しさのただなかにあるとき、どうしても視野が狭くなってしまうことがあります。

特に思春期のお子さんの場合、自分の抱えている困難や不一致感をどうにかして解消

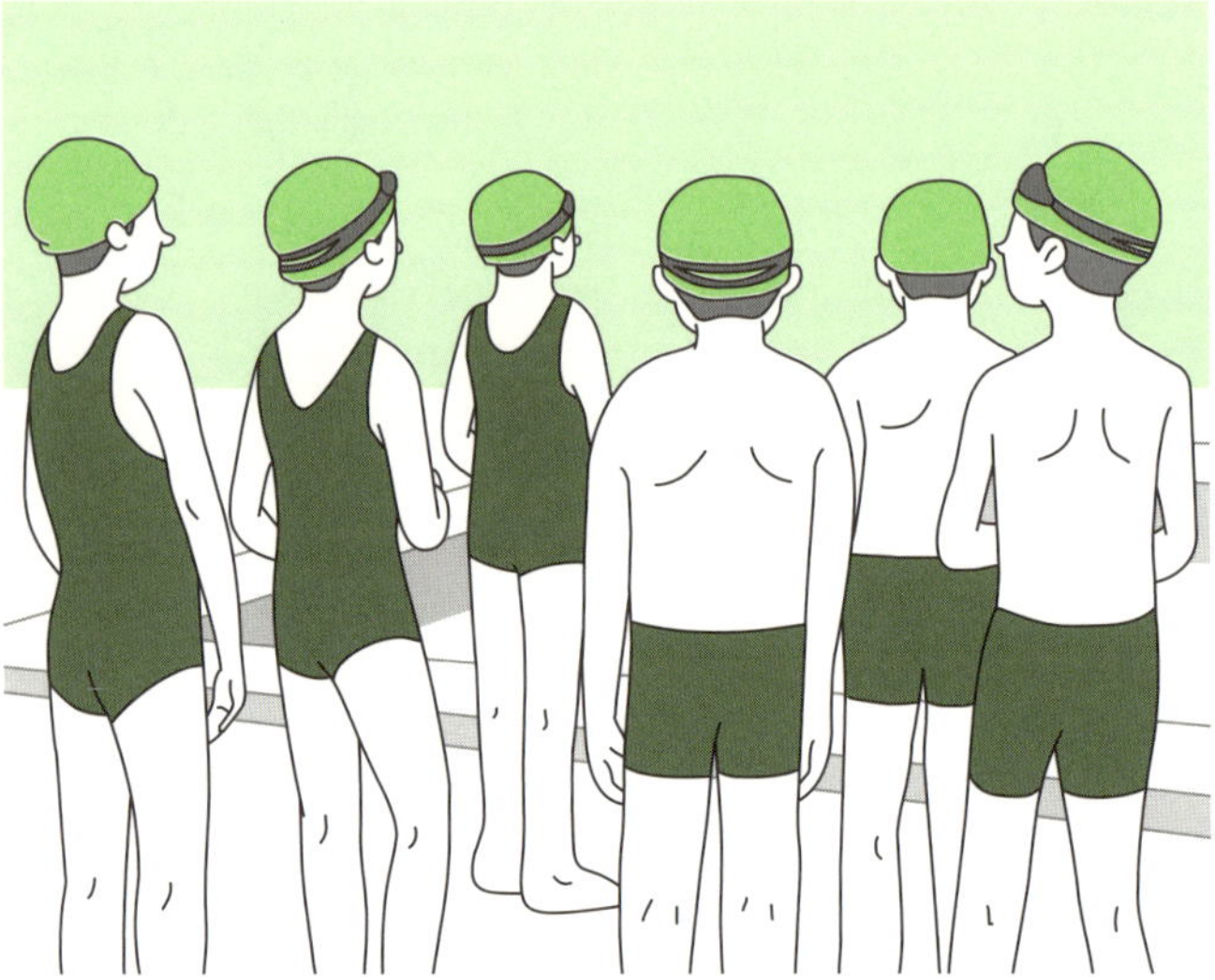

しようと躍起になってしまうことがよくあります。体を反対の性別に近づければすべての問題が解消されると想像し、短絡的に体の治療に邁進《まいしん》してしまうことだってあります。しかし体を変えても、周囲との調整がうまくいかなければ、社会の一員として暮らしていくなかでのつらさが残ります。

お子さんの訴えるつらさに共感したり、求める変化の要望に沿ったりしていくこともちろん大切ですが、何がお子さんの本当の生きやすさにつながるかを考えていくことが大切です。

ときには、本人と周囲との間で話し合いが平行線になってしまうこともあるかもしれません。お子さんの思いを尊重しつつ、想定される社会的困難についても話せるとよいと思います。

たとえば、次のような言い方ができるかもしれません。

「そうしたいんだね。もちろん応援したいけれど、もしかすると、こういうことが起きるかもしれないよね。そういうときどうする？　それについて考えておかなくて大丈夫かな？」

本人との信頼関係を保ちつつ、本人の生きづらさを解消する道を考えていけるのではないでしょうか。客観的に双方の言い分を聞いてくれる第三者（性同一性障害に関する相談窓口など）を交えながら話をすることで、互いに冷静になれるかもしれません。

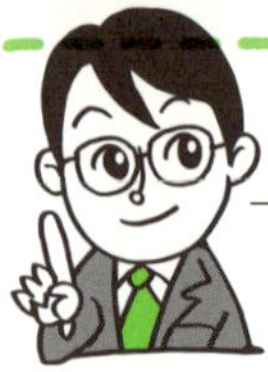

Nishino's Column

3 インターネット情報との付き合い方

何かしらの情報を得ようとする際に、インターネット検索を利用する方が多いのではないでしょうか。短時間で欲しい情報を得られるので、とても便利です。ここ最近では、性同一性障害の当事者やその支援などにかかわっている人が書くブログなどもよく目にするようになってきました。

日頃の悩みや思いを詳しく載せてあるようなブログは、この本を手にしている方にとっても、参考になる部分が大いにあるかもしれません。

しかし一方で、すべての情報を鵜呑みにするのはとても危険です。これは性同一性障害に限ったことではありませんが、インターネット上に掲載されている情報が、すべて正しいわけではありません。

親御さんも本人も、『性同一性障害　治療』『性同一性障害　手術』などと検索することが多いですが、そこに書かれている情報が役に立つのは、性別違和感を抱く子どものうちごく少数です。

必要のない情報、科学的根拠や安全性が担保されていない情報も含まれていますから、そのことをよく理解した上で上手に情報を取捨選択し、情報収集をして欲しいと思います。また、これからどうしていけるかの答えは常に、本人のなかにあることも忘れないで欲しいと思います。

Chapter 5

学校や先生ができる合理的配慮

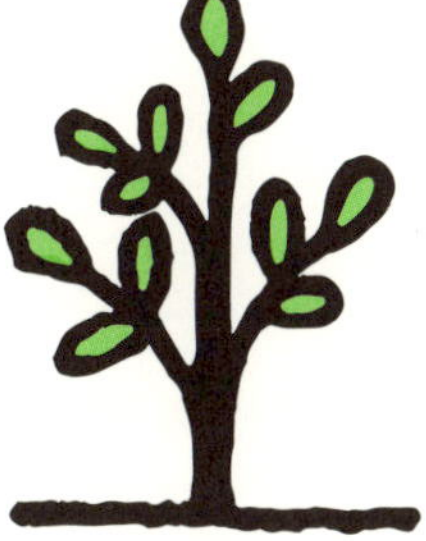

Chapter 4では親御さんに向けた形でお話を進めましたが、親御さん以外の関係者にとっても、心の準備や用意は大切です。このChapter 5では主に学校の先生に向けた形でお話を進めていきますが、親御さんもこれらを知っておいていただくことで学校や学校の先生と協力しやすくなると思います。

具体的に行っていける対策や合理的配慮、つまりお子さん一人ひとりが必要とする配慮についてお話ししたいと思いますが、ここに書かれている対策をできるだけ多く実行すればいいというわけではありません。

読み進める前に留意していただきたいのは、ここに書かれていることはあくまでも対策の一例であるということです。書かれているような対策や配慮が正解で、ここに書かれていないことは適切でない、というようなこともありません。常にそして最も大事な指針は、そのお子さん本人が少しでも今そして将来を楽に過ごしていくのに役立つことをしていく、ということです。迷ったら、いつでもこの指針に戻ってくるようにしてください。

1
周囲や親御さんの話を聞こう

かかわっている児童生徒の背景に性別違和感を察知した場合、最初にそのことを相談するのは、同じような立場でかかわっている同僚や親御さんとし、子どもに直接尋ねるのは次の段階とすることをおすすめしたいと思います。とても大切なことですから、自分ひとりの判断や心配で事《こと》を大きくする前に、他者《ひと》がその子どもについてどう思っているのか、知る必要があります。性別というのは日常生活の広範囲に影響するものですから、あるときある場面にだけ兆候が見られるというようなことは稀《まれ》です。自分以外は誰も気づくところがないようであれば、気のせいかもしれません。本人にまで話を聞かずに、しばらくみんなで様子を見守っていただければと思います。もし親御さんも同じような思いや心配を抱いていたなら、本人にどうやってアプローチしたり校内で対応していったりすればいいのか、密《みっ》に相談しながら準備を進めていきましょう。

周りの人がそのように感じたことはないと言うけれど、自分はどうしても気にかかるというようなとき、本人にそれとなく聞いてみるのもひとつの手ではあります。その際には、特に慎重に行動を起こしていただければと思います。性別違和感を打ち明けられた後の対応は、基本的には親御さんにできる対応と同じです。本人が今のままで特に困難を感じていないようであれば、行動を起こす必要はないでしょう。ただ、本人が想定できていないさまざまな問題が起きる場合もありますから、気になることがあれば、その都度確認するようにしてみてください。情報の共有についても親御さんの場合と同様です。**本人から同意が得られなくとも、水面下で綿密な情報共有を行う必要があるのは、本人が生きるか死ぬかまで思い詰めていて、生命の危機すらあろうというとき、不登校やいじめなどの学校場面で主に生じる困難によって、本人の日常社会生活に支障が出てしまっているときです。そうでなければ、本人の意志を確認し、秘密にしておきたいという希望があるなら、それに応じるようにしましょう。**

性同一性障害を持つ児童生徒への対応に言及した文科省通知についてご存知の方は、そこに書かれている内容と違うと思ったかもしれません。文科省通知については非常に多く問い合わせをいただきますので、次項以降で詳しく解説していきたいと思います。

2 文科省通知の位置づけを理解しよう

学校の先生からのお問い合わせで一番多いのが、2015年に文部科学省から出された「性同一性障害に係《かか》る児童生徒に対するきめ細かな対応の実施等について」という通知（以下、「文科省通知」）についてです。この内容を読み、この通りに対応を進めることの難しさや困惑を感じていらっしゃる先生も多いかもしれません。

この文科省通知について、まずは私が率直に思うことを書きたいと思います。性同一性障害の当事者にとって、光となる部分と影となる部分がそれぞれあると私は考えています。光の部分としては、当事者、特に小中学生に対して行われてきた学校内の特別な配慮について、対応の根拠となるような資料が与えられたことがあげられます。これにより、ほかの保護者の反応や教育委員会等の判断をうかがって対応を躊躇していた学校が減り、必要な配慮を効率よく受けられる子どもが増えました。まさに、希望の光を与えたといえます。

しかしその一方で、文科省通知、特に支援の事例にあげられている内容を見ると、男性から女性、女性から男性という性別二元論の考え方から自由でないことがよくわかります。すでに性別移行を求めている子どもに対する支援の例は具体的に書かれていますが、その前段にあるような、性別違和感を抱えつつもまだ具体的な性別移行を進めるには至っていない子どもへの支援については、詳しくありません。後々《のちのち》大人になっても性別移行を必要とするかどうかわからない子どもが多く、小中学生の段階で身体的性別と反対の性別としての道筋だけを示すのは適当とはいえません。実際には、性別移行を決断していない子どもの方が丁寧な支援を必要とします。それからもうひとつ、男女に限らないもっと柔軟な対応があってもいいのに、文科省通知という一種の指針が与えられたことで、これまで行われてきた個別の配慮が画一的になってきてしまっているという弊害もあります。文科省通知について一概に善し悪しとはいえませんが、文科省通知だけで十分ではないことは明らかではないかと思います。

たとえば私は、こんな事例を経験しています。性別違和感を訴える中学生がセーラー服での登校を嫌がり、保護者を通じて学校にジャージ登校の許可を願い出ました。すると学校からは、学校として生徒にジャージ登校は認めていないので、男子の制服を着て登校するのはどうだろうかという提案が返ってきました。身体的性別とは反対の性別の制服着用を認めた学校の英断に聞こえるかもしれませんが、本人の受け止めは違いました。見かけは女性に見える自分が、男子制服を着て登下校すれば、他学年生徒や通学路の往来で行き交う人々にまで、自分が性同一性障害の当事者だと言うようなもの。そんなふうに人目に曝《さら》されるなら、もう学校には行けないと悩んでしまいました。文科省通知には、『自認する性別の制服・衣服や、体操着の着用を認める』という支援例が載っていますが、それだけではあまりに不十分であると実感された事例です。

こんな例もありました。男の子の身体的性別を持って生まれた、ある小学生がいました。身体的性別に沿った男子用水着で我慢すれば、大好きな水泳の授業に参加できると考え、そのつもりでいたそうです。ところが、子どもや親御さんからは何の訴えもない段階で、学校側から本人に、水泳は見学してもいいと伝えられました。その子はみんなと水泳をしたいと思った自分がおかしかったのかと思い詰めて、結局一度もプールに入れず夏を終えてしまいました。文科省通知には、『上半身が隠れる水着の着用を認める（戸籍上男性）』『補習として別日に実施、又はレポート提出で代替する』との支援例が書かれています。この事例では、文科省通知には明記されていない対応をとってくれはしましたが、学校側の先回りした対応によって、当事者の内面的機微《きび》が置き去りにされてしまったように思われます。性別違和感を自覚したからといって、幼い段階ですぐに性別移行を決断しないといけないというなら、それはあまりに拙速《せっそく》で酷《こく》なようにも思われます。

文科省通知に書かれた支援の例は、言うならば、身体的性別とは反対の性別への移行を希望する児童生徒への、合理的配慮の最大範囲を示したものなのかもしれません。

3 医療機関との連携について考えよう

文科省通知には、医療機関との連携について、こんな記載もあります。

医療機関による診断や助言は学校が専門的知見を得る重要な機会となるとともに、教職員や他の児童生徒・保護者等に対する説明材料ともなり得るものであり、また、児童生徒が性に違和感をもつことを打ち明けた場合であっても、当該児童生徒が適切な知識を持っているとは限らず、そもそも性同一性障害なのかその他の傾向があるのかも判然としていない場合もあること等を踏まえ、学校が支援を行うに当たっては、医療機関と連携しつつ進めることが重要であること。

性同一性障害といわれる子どもについては医療機関がよく知っているように書かれていますが、すべての医師が性同一性障害について専門的な知識を持っているとは限りません。学校には校医がいますが、その校医が性同一性障害の知識がない、性同一性障害の当事者に出逢ったことがない、などということは往々にしてあります。私が経験している事例でも、近隣の精神科医が、「自分が男か女かはっきりさせなければ、この子は前に進めない」などと言い、かえって本人と親御さんを困惑させてしまったことがあります。どうして男か女かを決めなくてはいけないのでしょうか。決してそんなことはありませんよね。

また日本の現状として、性同一性障害の当事者が医療機関を訪ねる最大の動機は、身体的な治療を受けるためとなっているという事情も忘れてはいけません。このため、医療機関が持つ当事者情報は、身体的治療を求めて医療機関を訪ねた人に関するものに偏《かたよ》っています。性別違和感を経験したことのない医師の解説が、性同一性障害の当事者らの実感とややずれているように感じられることもよくあります。身体的治療なしに自分の well-being（よりよい生）を実現させていく者の情報もあまり持ち合わせていないため、医療機関からの情報提供は、医療が得意とする身体的性別移行・治療に関するものの比重が大きくなっています。具体的な性別移行を決めていない段階では、医療機関から得られる情報はそう多くありません。医師の意見や見識を聞くことで多様だった個別配慮が平均化されてしまっている実態もありますから、まずは本人の声にしっかりと耳を傾け、必要な部分に適切な程度の配慮を行っていただければと思います。

それ以外の項目についても同じようなことがいえます。勘違いをされる方が多いのですが、性別違和感を抱えながらも性別移行に進まない人も大勢います。性別移行を望まない子どもに対して文科省通知に記載されているような支援をしたところで、カミングアウトの強要にしかなり得ないのです。大事なことは、本人の悩みや苦しみの解消・軽減のために何が必要かということです。本人の意志を確認しながら進めていくことを忘れないでいただきたいと思います。

4 チーム対応について知ろう

文科省通知では、学校における支援体制について次のように記されています。

性同一性障害に係る児童生徒の支援は、最初に相談（入学等に当たって児童生徒の保護者からなされた相談を含む。）を受けた者だけで抱え込むことなく、組織的に取り組むことが重要であり、学校内外に「サポートチーム」を作り、「支援委員会」（校内）やケース会議（校外）等を適時開催しながら対応を進めること。

教職員等の間における情報共有に当たっては、児童生徒が自身の性同一性を可能な限り秘匿しておきたい場合があること等に留意しつつ、一方で、学校として効果的な対応を進めるためには、教職員等の間で情報共有しチームで対応することは欠かせないことから、当事者である児童生徒やその保護者に対し、情報を共有する意図を十分に説明・相談し理解を得つつ、対応を進めること。

後半の部分を噛み砕いていうと、「本人が自分の性別違和感について隠しておきたい場合があることを留意しつつも、対応を進めるときには学校全体での情報共有が欠かせない」ということになります。しかし、これはあくまで対応を進めていく場合のことであって、本人がまだ何も変化や対応を望んでいないならば、本人の意に反して情報共有を図っても、得るものはほとんどありません。本人が秘密にしたいというならば、まずは「性別違和感や性同一性障害に関する悩み」とまでは明らかにせず、第二次性徴に悩んでいるとか、友だち関係で悩んでいるとか、少しぼやかして情報共有してもいいのではないでしょうか。本人は、その特定の先生だからこそ、信頼して打ち明けたのかもしれません。ひとまずはその気持ちを受け止め、その後の本人との対話のなかで、誰に何を伝えていくのかを相談し合ってもいいのではないでしょうか。

この本でも繰り返し述べていますが、性別の問題というのは非常なナイーブさを持ちますし、秘密にしておきたいという本人の気持ちがもっと尊重されていいと思います。秘密にしておいて欲しいと伝えて、それに頷いてくれたのにもかかわらず情報共有されていることがどこかで勘づかれてしまったら、本人は大きく傷つくことでしょう。今後のカミングアウトをより困難にもしかねません。本人から特別な対応を希望された場合、生命や日常生活上のリスクが非常に高い場合をのぞき、本人と信頼関係を築きながら見守り対話していくことが大切ではないかと思います。学校内でサポートチームを構成する場合も、なるべく本人の意見を取り入れてもらいたいところです。

5　余地を残した選択肢を提示しよう

学校生活においてよく懸案にあがる事柄について、いくつかの代表的対応例をまとめて紹介したいと思います。

ある年の3月末ごろ、中学校進学を前にした子どもの親御さんがご相談にいらっしゃいました。すでに入学式は数日後に迫っており、学校側からは制服を女子用にするのか男子用にするのか早く決めて欲しいと要請されていました。親御さんと本人は何度もこのことについて話し合っていましたが、答えが出せずに今日に至っているとのことでした。本人がどのように言っているのか尋ねると、「学ランでは登校できそうもないけれど、ジャージなら学校に行けそう」と言っているそうでした。

私が「そうであれば、ジャージで登校できないか学校に相談してみるのはどうでしょうか」と伝えると、親御さんは少し拍子抜けしたような表情をされていました。性別違和感や性同一性障害を抱えるお子さんに対して、学校でどのように対応していくのがいいかと考えたとき、私はいつも、「余地を残すようにして欲しい」とお伝えしています。性別移行というのは、一度始めてしまえば、なかなか後戻りはしにくいものです。子どもたちの未来を真剣に考えるなら、第3の選択肢によって、やりすごせる部分については男とも女とも決めずに、その後に選択の余地を残せるように慮《おもんばか》ってあげて欲しいと思います。

大事なことなので繰り返しお伝えします。性別に違和感があるのであれば、その反対の性で生きていけることがゴールになると捉えている人が多く、本人もそう思い詰めていることがありますが、実際に安定的な社会生活を得ている人の多くは、見かけと戸籍上の性別の不一致を抱えたまま、それぞれ自分なりのあり方で日々を過ごしています。小中学生のうちから自分の将来を明確に決めているような子どもは、非常に稀です。性別においても、小中学生の間に決め切る必要はないのです。

昨今は、テレビなどに出演して性別移行体験をオープンに話す人も見られるようになってきましたが、それはごく一部の人です。もしなんらかの性別移行をするとしても、必要以上におおっぴらにしたくないと考える人が比較的多いのが実態です。ですから、小中高校生の間はひっそりと息を潜め、高校卒業や大学進学にあわせて別の土地に行って性別移行を試みる方が非常に多くいます。学校にいる間は身体的性別に沿った制服のままでいいと本人が思うなら、それでもいいと思います。反対の性別の制服を着て奇異な目で見られるよりは、何か別の理由をつけてジャージでいる方がいいと思うなら、ぜひ、そうしてあげて欲しいと思います。繰り返しになります。大切なことは、反対側の性別に移行することをゴールとするのではなく、生きやすさについて考えることです。どのような形であれば本人が少しでも楽に毎日を過ごしていけるのかという視点を忘れなければ、大きく対応を間違うようなことはないでしょう。

■制服に関する対応例

・身体的性別とは反対の性別用の制服着用を認める
・ジャージ登校を認める
・校内では終始ジャージで過ごせるようにする　など

最近、女子生徒の制服にスラックスを導入し、それを性同一性障害の当事者への配慮と言っている学校があるようです。確かにスカートを嫌がる子どもにとって、スラックスというのはひとつの選択肢になるかもしれません。ですが実際には、あくまでも女子制服のバリエーションが増えただけで、それは性別違和感を抱く子どもへの配慮を主な目的として導入したものではないでしょう。そうであったとしたら、男性の身体的性別を持って生まれた子どもにとっての選択肢も、用意していただけたはずです。

ジャージ登校を認める場合、なぜジャージ登校を特別に許可されるのかについて、学校としての説明を用意する必要があるかもしれません。ジャージ登校であれば性別違和感

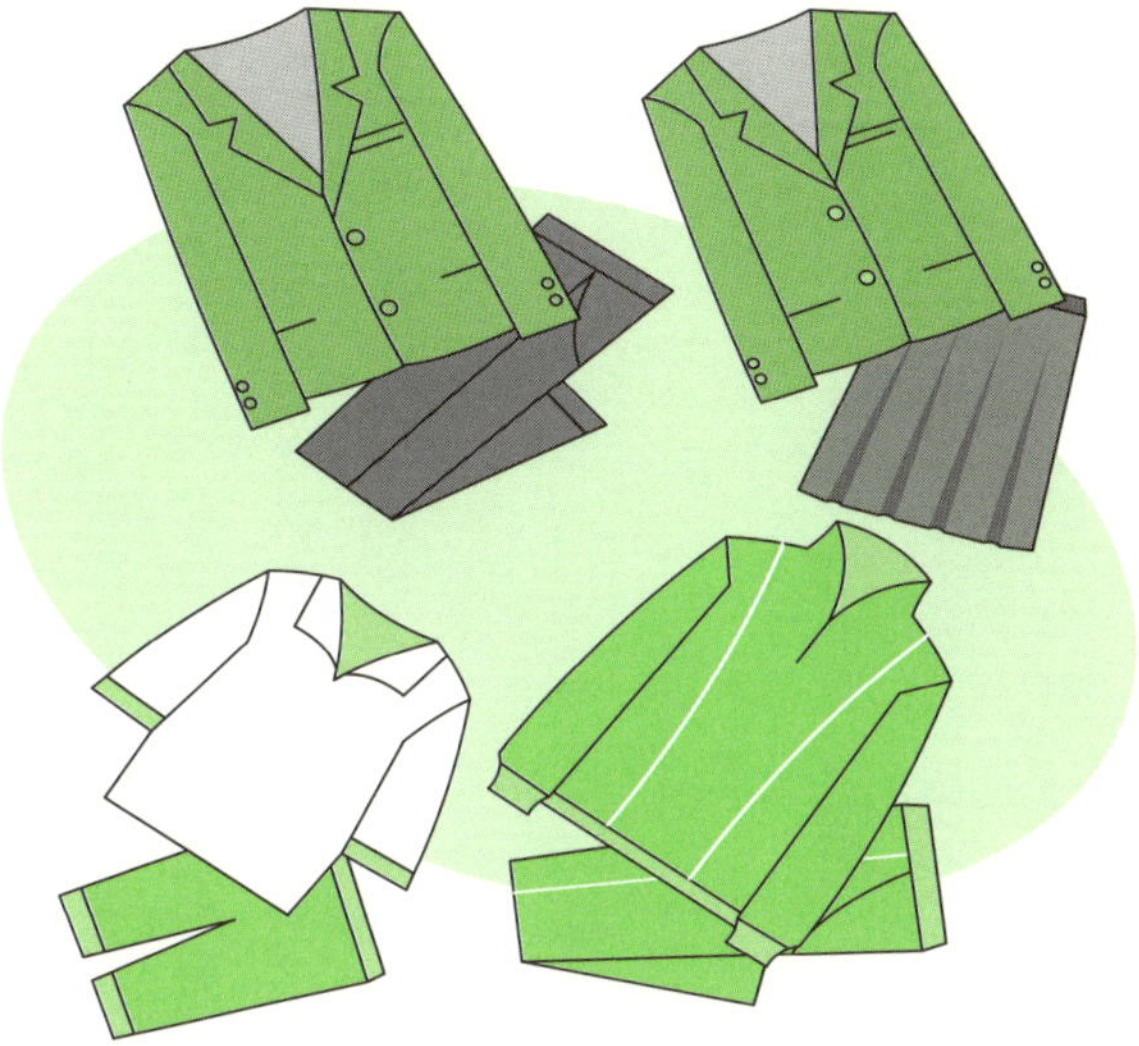

以外の理由も想定されますが、本人と話し合って、性別違和感を理由にするのか、それともそれは隠してもっともらしい別の理由ということにするのかを、事前に決めておくとよいと思います。

生まれたときの身体的性別とは反対の性別の制服着用を認める場合、性別違和感以外の理由は想定しにくいでしょう。実際にそれを行う前に、誰にどこまで理由を説明するのか、また理由を説明してもしなくても、好奇や奇異の目で見られ得ることについてどう考えるのかについて、本人とよく話し合い、納得を得る必要があります。そして周りの目に耐え得る精神力をどう支えるのかについても、あわせて検討していただきたいと思います。もし本人がカミングアウトを希望した場合、それを校内とするのか、学年内にするのか、学級内にするのか、そうしたことも懸案になってきます。お昼の校内放送を使って全校にカミングアウトした事例、学年集会を使って学年内にカミングアウトした事例、ホームルームを使って学級内でだけカミングアウトした事例、本人に代わって担任が保護者会で事情を説明して周囲の理解を求めた事例、などの経験があります。

校内でのカミングアウトにあたって、全校集会で私が性同一性障害の当事者について肯定的なイメージを抱いてもらえるような講演を行い、その肯定的雰囲気のなかで本人が学級内カミングアウトに踏み出した事例などもありました。

■トイレや更衣室に関する対応例

性別違和感を抱える子どもにとって、トイレや更衣室の使用もとても深刻な問題になり得ます。子ども本人から具体的な希望を聞くこと、学校側から出せる選択肢をなるべくたくさん用意してあげることが大切です。

・身体的性別とは反対の性別用のトイレや更衣室の利用を認める
・職員用トイレの使用や保健室での個別の着替えを認める
・制服の下に着替えを着用しておくようにする
・男女共用トイレの使用を認める
・普段使われていない体育館横などのトイレを利用できるようにする
など

■水泳の授業に関する対応例

・見学やレポート提出などによる代替を認める
・日焼け対策や防寒用に用いられるラッシュガードの着用を認める
・プールサイドにいる時間は常にタオルを身に付けていてもいいことにする
など

肌を露出し、体のラインもはっきり出てしまう水着を着用して行われる水泳の授業は、性別違和感を抱いている子どもにとって、つらい時間となることが多いものです。しかし、全員が水泳の授業に抵抗があるかというと、そうとも限りません。水泳の授業をご褒美のように楽しむ子どももいるかもしれません。また、水に入っている間は、あまり人に見られないで済むということが妥協点になることもあります。みんなが水泳の授業に難色を示すのではという考えはひとまず横に置き、まずは本人の気持ちを確かめてみていただければと思います。

■他の体育の授業に関する対応例

小学校低学年のうちは体力や筋力に大きな男女差はないため、男女で分けた授業はあまり行われません。しかし、小学校高学年以上になると、体力や筋力の性差がはっきりしてくるため、男女別に活動を行ったり、男女の人数比がばらつかないようにチーム編成を行ったりすることが生じてきます。柔道などの格闘技系の授業は、比較的抵抗感の高い種目といえます。こういった場合は、特定の種目のときだけは見学を認めることができると思います。すでに周囲へのカミングアウトが済んでいるならば、身体的性別ではなく性自認に沿って参加できるようにしてあげて欲しいと思います。男子・女子のなかでも体力や筋力の個人差はありますから、それと同じように考えていただいて構わないのではないかと思います。

■林間／臨海学校や修学旅行に関する対応例

林間／臨海学校や修学旅行など、宿泊のともなう学校行事は、多くの子どもたちが心待ちにする楽しい特別なイベントです。しかし、性別違和感や性同一性障害を抱えている子どもにとっては、集団入浴や宿泊に関する困難が懸念《けねん》となって、みんなと同じように楽しみにはしていられないことがあります。特に入浴では、自分が望んでいない身体のすべてを人前でさらけ出さなければならない状況に、強い嫌悪感が抱かれやすく、配慮が必要となってきます。

・大浴場以外での入浴を認める
・集団入浴の時間をずらしてひとりで入浴できるようにする
・宿泊する部屋を個室にしたり教員と同室にしたりする
・子ども同士で話し合える時間を設けて希望の性別の大部屋で宿泊する
など

■氏名の表記や呼称に関する対応例

近年は見ただけで性別がわかるような名前が少なくなってきていますが、氏名の表記や呼称も、性別がかかわってきやすいものです。生まれたときの身体的性別を推測されやすい名前の場合、本人から、普段使われる名前を希望の性別と推測されやすいものや中性的な通称名に変えたいという希望が出ることもあるでしょう。

入学後にある日突然名を変更すれば周りの子どもたちもそれに気づきますから、なんらかの説明は避けられません。そこまではせずに、男女にかかわらず名字を「さん」づけで呼ぶようにしておくなどの手もあります。進学や進級に合わせて、みんなを一律、「さん」づけにするようにするなどすれば、特段の説明をすることなく配慮を行えることでしょう。

本人が希望する通称名の使用を許可する場合、校内文書は対応できても、対外的な証明書類や保険加入においては、本名表記が必要になることが想定されます。校内でも十分検討し、本人にも理由や必要性をしっかり伝えて、理解を求めることが必要です。

6 周囲の子どもたちに説明しよう

本人が制服や水泳の授業などで特別な対応を希望し、それが他の子どもたちの目につくような特別さを持っている場合、周りの子どもたちにどう説明して理解を求めるのかについても、考えなければいけません。何も言わずに進めることができたとしても、それをそのままにしておくと、自らのことを他者《ひと》に説明する練習を全く行えないまま、社会に出て行くことになってしまいます。本人のためにも、周囲にずっと何も言わずに特別な対応をし続けるのは難しいことを伝え、周囲に説明する方法を一緒に考えていけるとよいと思います。

本人は話したくないという場合も想定されますが、言わずにいることで、気になった周囲の子どもが本人に個別に質問などして、かえって心理的負担が増してしまうことが懸念されます。子どもひとりで個別に応答することができれば問題ありませんが、話したくないと訴える子どもの多くは、こうした個別対応を苦手とします。変に噂が広まったりして、教室に居づらくなったり学校に行きづらくなったりしては、何のために特別な配慮を行ったのかわからなくなってしまいます。

やはり、ここは大人として、なんらかの方法で伝えてみようと励まし、それを支援することが好ましいと思います。ただし、本当の理由を言うのか、仮の理由で済ませるのか、あるいは、ひとまず理由は言わずにいておいて改めてタイミングを図って説明するのかなど、そのときその本人にとってできる方法を柔軟に検討していきたいところです。

大人が先回りして道を作りすぎてしまい、本人が社会に出たときに自らカミングアウトして必要な対応を求める力が養われなくなってしまっていることも、私が危惧している文科省通知の影響のひとつです。

学校というある意味守られた場所でこそ、周囲へのカミングアウトや自分にとって必要な配慮やその方法を考える機会をできるだけ沢山経験してもらいたいと思います。

社会に出れば、多くのことを自分ひとりの力で行っていかなければならないのが実状です。

最初はうまく伝えられなくても、自分の言葉で自分なりに考えた方法で周囲に理解を求めていけるように助けてあげてください。そして行った試みがうまくいけば、それは本人にとって大きな成功体験となり、卒業後も適応的に社会生活を送っていくことに貢献するものとなるでしょう。

Nishino's Column 4

性同一性障害の当事者が登場するテレビドラマ

『3年B組金八先生 第6シリーズ』 2001年10月～2002年3月（TBS系）

日本の巷に初めて性同一性障害という言葉を広く知らせたテレビドラマです。女性の身体的性別を持って生まれた性同一性障害の当事者、鶴本直の言葉を紹介します。

『女は女らしくって決めつけられたくありません。男は男らしくってどういうことなんだか、それもわかりません。なぜ白と黒のふたつに分けなければいけないんですか。グレーがあってもいいと思う。じゃなければ私達アジアの黄色は人間ではなくなるわけだし』

『私が私であるために』 2006年10月（日本テレビ系）

男性の身体的性別で生まれた性同一性障害の当事者の主人公が、家族へのカミングアウトなどに苦労しながら性自認に沿った人生を取り戻していく姿が描かれています。

主人公を含めて3名の性同一性障害当事者が当事者役で出演しており、シンガーソングライターの中村中さんもそのひとりです。劇中歌でもある中村中さんの『友達の詩』は、当事者ならではの苦悩が表現されている名曲として知られています。

『片想い』 2017年10月～11月（WOWOW）

東野圭吾の同名著書をドラマ化した作品です。女性の身体的性別を持って出生し、そのように生活していた主人公が、30代半ばになって男性として生きていくことを選択したことが展開の鍵となっています。

主人公を疑いなく女性と認識して接していた大学の同期達と主人公のやりとりが非常に丁寧に描かれている良作です。

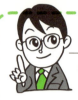

Chapter 6

生きづらさの理解のために

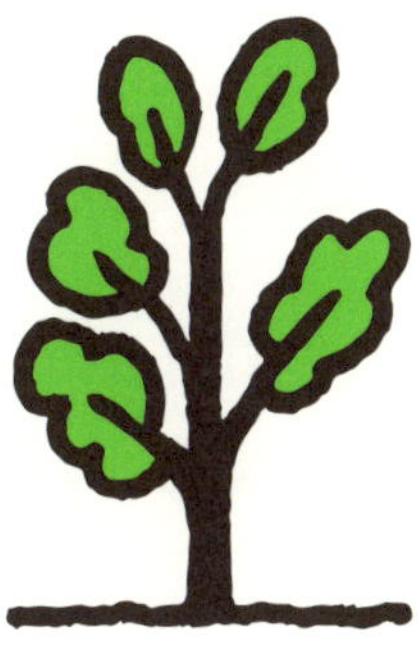

性別違和感や性同一性障害を抱えながら生きていく上で直面する課題は、多岐《たき》にわたります。ここで言い尽くすことはできませんが、このChapter 6では、**いつか役に立つかもしれない考え方**などについてお話ししていきたいと思います。

これまでに私のところに相談にきてくれた本人や家族、その方々を取り巻く関係者、そして私自身がこれまでに経験したことをまとめながら説明していきます。性別違和感や性同一性障害と共に生きることになるお子さんが、今後の人生において、似たような問題に直面したときの手助けに少しでもなればと思います。

理想のゴールと現実の着地点

性別違和感や性同一性障害を抱える子どもの親御さんから、

「性同一性障害の当事者であっても、幸せになるには、どうしてあげたらいいですか?」

「どのように育てていけばよいのでしょうか?」

などと質問されることがよくあります。

しかし、それは私にはわかりません。性同一性障害の当事者であるという点で共通性があったとしても、一人ひとりそれぞれに別個の人生を辿っていく固有の存在です。幸せのあり方に正解がないように、性同一性障害の当事者性を持って生きるそのあり様も、一人ひとり異なります。

「治療を始めたら楽になりますか？」

「手術はした方がいいですか？」

「戸籍の名前や性別は変えられるようにしてあげるべきですか？」

こうした質問にも、私は答えられません。このような質問には、「手術や治療をどうするのかなども含めて、あらゆる選択肢において、その選択が社会に生きる本人を少しでも楽にしてくれるものなのかどうかを指針にして考えていけば、自然と本人らしい独自の生き方が実現していくのではないでしょうか」とお答えしています。

性同一性障害の当事者である以上、性別に関するなんらかの不安要素や、性別違和感が全くないような状態になれる日はないように思われます。それはいくら社会における偏見や差別がなくなったとしても、変わらないでしょう。社会が変わっても、性自認と身体的性別との不一致状態は解消されないからです。どれだけ体への治療を行っても、生まれながらに希望の性別であったような肉体が手に入ることはありません。**自身の置かれている現状を受け入れて一つひとつの事柄に納得しながら折り合いをつけていくという生き方が、親御さんからの質問の答えに最も近いかもしれません。**

性別違和感や性同一性障害を持っているかどうかにかかわらず、明るいニュースばかりではない世の中で生きていく子どもたちの将来を考えると、心配になるのが親心というものでしょう。しかし、心配や不安ばかりに占められているのは、本人のためにも親御さんご自身のためにもなりません。性別違和感や性同一性障害と共に生きることには、苦労や困難がともないます。それでも現実を受け入れながら、試行錯誤しながら、自らの人生を築きあげていくしかないのです。

お子さんがさまざまな困難や苦難に直面しても、しなやかにそれを乗り越えて人生の糧《かて》としていけるよう、どんな時も慌《あわ》てずに本人の成長を見守る一番の味方でいていただければと思います。

生きづらさの2側面

私は、性別違和感や性同一性障害を抱える人々の生きづらさを説明するとき、WHOが公表しているICFという考えをよく用います。この考えに沿ってみると、性別違和感や性同一性障害を抱える人々の生きづらさはふたつの側面から説明されます。

Chapter 3で、**性別違和感には、2種類の性別の不一致がかかわっている**とお話ししました。このことを理解するとさまざまな状況や困難が理解しやすくなります。

そのうちのひとつである、本人が自分で認識している身体的性別と性自認との不一致を、ここでは〝**身体的障害**（機能・形態障害）〟と捉えています。性同一性障害は、精神障害の一類に位置づけられていますが、多くの当事者は、**〝間違っているのは性自認ではなく、持って生まれた体の性別が間違っているのだ〟**と訴えます。彼らにとっては、これは身体の障害なのです。これを軽減するために、身体への医学的治療が行われています。

ふたつめの生きづらさは、性自認と他者《ひと》や社会からみなされる自己の性別の不一致によって生じる、性自認に沿った社会生活を送る難しさです。

Chapter 3では、本人が認識している性自認（あるいはその性自認に馴染む自然な言動）と他者《ひと》あるいは社会が認識している当人の性別（あるいはその身体的性別を持つ人がよく示す言動）との不一致があるのだと説明しました。この不一致に関連し、本人の良好な社会適応を難しくさせるものをまとめて、ここでは〝社会的障害（活動制限・参加制約）〟と捉えています。これらは、生まれたときの身体的性別に即した生き方から、本来の性自認に沿った生き方へと社会生活を移行していく、社会的性別移行によって解消されていく可能性のあるものです。

本人が持つ性自認に沿ったよりよい日常社会生活の実現を目標に据《す》えたとき、身体への医学的治療と社会的性別移行は相補的・相互促進的関係にあるといえます。今のところ、身体への医学的治療には一定の限界がありますし、副作用の大きさからそれに臨む割合はそう高くありませんので、医療者でない私たちにできるのは、社会的障害に対するアプローチが主といえるでしょう。

言い換えれば、性自認に沿ったよりよい日常社会生活の実現を目標に据えたなら、身体への医学的治療だけが性別違和感の軽減策ではないということです。

医学的治療による身体的障害へのアプローチ

前項では、「自分で認識している身体的性別と性自認との不一致を身体的障害という」とお話ししました。この項では、この身体的障害に対しての医学的な治療についてお話ししたいと思います。

まず、この身体への医学的治療を行う目的について再確認したいと思います。これら医学的治療は、**体を生まれたときの身体的性別とは反対の性別に近づけていくような治療**になりますが、その目的は、ときに生死にかかわるような精神的苦痛を与える性別違和感の軽減です。「女になりたい」「男の体が欲しい」というような理由で臨むものではありません。**必要以上の治療は、体に過度な負担をかけることにもつながります。どうにか生きていけるほどに性別違和感が軽減したとしたら、そこで身体への医学的治療はとどめることが理想的です。**

■ホルモン治療

男性の身体的性別を持って生まれた場合は女性ホルモン、女性の身体的性別を持って生まれた場合は男性ホルモンの投与を定期的に受けることで、身体を生まれたときの身体的性別と反対の性別に近づけていきます。ホルモン治療は、親の同意があれば18歳以上から受けられます。18歳未満の場合でも、ジェンダークリニックで2年以上の経過観察が行われ、強い必要性が認められた場合には、可能となる場合があります。

原則として、性同一性障害に詳しい2名の医師から診断を受け、ホルモン治療の必要性を認める意見書をもってホルモン治療を始めることとなります。その過程では、性染色体などの検査も受けることになります。多くの場合、次のような体の変化が生じますが、その程度については個人差が大きいです。

●女性ホルモン投与を受けた場合の主な作用

・胸が少しふくらむ
・筋肉量が低下する
・脂肪がつきやすくなって顔つきなどが丸みをおびるようになる

・食欲や性欲が減退する　など

●男性ホルモン投与を受けた場合の主な作用

・ひげが生えたり体毛が濃くなったりする
・声がしわがれてやや低音になる
・筋肉がつきやすくなる
・食欲や性欲が増進する
・月経がなくなる　など

女性ホルモンは、錠剤や注射によって摂取されます。男性ホルモンは、注射によって摂取されます。身体的性別に沿った健康なホルモンバランスを意図的に崩すことになるわけですから、当然、**リスクもあります**。

かつては、「寿命を縮める」「死に至る可能性も大きい」などとも言われていましたが、医師の助言を得ながら管理していけば、そう重大なリスクはないと言われ始めています。

しかし、年齢にかかわらずホルモンバランスの乱れによって更年期症状のようなものが生じたり、生活習慣病に罹患《りかん》するリスクが増加したりはします。

そして性ホルモンの投与は、継続的に受ける必要があり、途中で止めてしまうと元の身体的性別の方に近づいていってしまう部分もあります。摂取のための費用や通院のための時間が本人の負担としてかかってきます。

■乳房切除術

女性の身体的性別を持って生まれた場合は、乳腺等を摘出し、胸の膨らみを平らにする治療を希望することが多いです。この治療は、性器に関する手術ではないため、次に記述する性別適合手術には含まれていません。手術のリスクは、乳がんに罹患された方が乳腺等を摘出するのと同程度といわれています。

この乳房切除術は、通称〝胸オペ〟として知られていますが、体への侵襲性《しんしゅうせい》やリスクがそう高くない割に性別違和感をぐっと低下させてくれます。そのため、女性の身体的性別をもって生まれた当事者である場合、ホルモン治療と乳房切除術を受けるところまでで身体的治療をとどめている人が多いです。

■性別適合手術

性器や生殖腺にかかわるいくつかの外科的手術療法をまとめて、**性別適合手術**と呼びます。18歳以上から受けることができ、国内では大学病院の形成外科や美容形成外科で左記のような手術が実施されています。

●身体的性別が男性であった場合

・精巣摘出術
・陰茎切除術
・外陰部形成術

●身体的性別が女性であった場合

・子宮卵巣摘出術
・尿道延長術
・陰茎形成術

しかし、費用が高く体への侵襲性も非常に高いため、安易に受けていいものではありません。ホルモン治療と同様、専門医の診断書や意見書が必要ですし、国内で施術できる機関が少ないことから、タイなどの海外に渡航して手術を受ける人が後を絶ちません。

海外での手術には、日本で手術を受けるときとはまた異なるリスクも加わります。生きるために本当に不可欠な治療であるか、十分に時間をかけて考えていいと思います。**手術後に重大な副作用や後遺症を抱えてから後悔しても後戻りはできません。**重度の体調不良に悩まされて社会生活が送れなくなった事例、手術の後遺症を苦にした自死の事例もあります。

■二次性徴抑制療法

小児に対して行われる比較的新しい治療法です。希望する性別の特徴を促進することはできませんが、身体的性別に即した望まない第二次性徴を抑制することができる製剤の投与を、定期的に受けます。投与を中断してしばらくすると、身体的性別に即した第二次性徴が再開されます。第二次性徴が抑制されている間に性自認に沿ったホルモン剤の摂取を始めると、骨格や身長などが生まれた時の身体的性別に即した第二次性徴を経験することなく、性自認に沿ったホルモンの方に影響された体の変化を得ることができます。たとえば、生まれたときの身体的性別が男性である場合、のど仏が出ずに済むようなことがあります。比較的安全に投与できるといわれていますが、副作用やリスクがないわけではありません。また費用が非常に高額なため、実際にこの治療を受けられる人はごく少数にとどまります。

社会適応を向上させる社会的障害へのアプローチ

社会的障害というと、なんだか社会の方が一方的に悪いように感じられるかもしれません。あるいは、戸籍上の氏名や性別の記載などが代表的な社会的障害と思われるかもしれません。しかし、ここで言う社会的障害とは、本人が日常生活を送る上で感じる社会的困難や心理的葛藤のことを主に意味しています。

たとえば、私にはこんな経験があります。まだ私が周囲にカミングアウトして間もない頃です。ある大きな商業施設内で、私はトイレを探していました。なかなか見つからなかったので、近くにいた店員さんに、「お手洗いはどこにありますか？」と尋ねたのですが、尋ねられた店員さんは口をもごもごして何か言いにくそうにしています。トイレの場所を知らないなんてことは考えにくいので一瞬おかしいなと思いましたが、すぐに「あ！」っと気づき、「男性用トイレはどこにありますか？」と尋ね直しました。

そのときの私は、自分のことを性同一性障害の当事者と認識し始めたことで、外見的には女性とも男性とも判別しがたい中性的な雰囲気を持っていました。その商業施設は男性用トイレと女性用トイレが階によって交互になっており、店員さんはどちらを案内すればいいのか困惑していたのだと思います。見かけ上の男女の性別と性自認が一致していない場合、相手は本人の性自認を知るよしもありません。誰が悪いわけでもなく、こういった事態はよく生じます。

私は大学生になるまで、身体的性別に即して女性として生活を送ってきましたから、私のことを生まれながらの男性と思っている人との間で、中高生時代の思い出話が始まると、少しひやひやします。

私は女子バレーボール部だったのです。ここで、実は女性として生まれ、そのように生活してきた時期があるとカミングアウトすればいいのかもしれませんが、私は、誰彼構わずにあけすけな態度で語れる性質ではないので、いつもごまかしてやりすごしています。

見かけで判別されたなら、ほとんどの人が女性と認識するような外見だった頃、カミングアウトしている相手とカミングアウトしていない相手が一堂に会している場で、自分の扱われ方が**あべこべになってなんともいえない違和感**がその場に漂うようなこともありました。大学生の途中まで、社会的には女性として日常を過ごしていましたので、女子同士の会話やその雰囲気は経験的にわかりますが、ときどき、男性同士ならではと思われるノリや雰囲気に、ついていけずに困惑することもあります。

見かけでいえば、身体的性別に即して判別されるようなときにも、中性的に見えるときにも、性自認に近い身体的性別とは反対の性別で見なされるときにも、社会的障害は生じ得ます。

カミングアウトの観点から言えば、誰にも言っていないときにも、言っている人と言っていない人が混在しているときにも、社会的障害は生じ得ます。

これまで生きてきた歴史まで含めて考えれば、今そのとき性自認に沿った社会生活が実現していたとしても、性別に関する不一致を全く持ち合わせなくなることはないといえるでしょう。

それなりの社会生活を過ごしているように見える私のような者であっても、性別の不一致を抱えるために生じる悩みはあります。たとえば、みんなで温泉旅行に行こうという話になったとき、私は他人に体を見られることに未だに強い抵抗があるため、あれこれ理由をつけて話題から遠ざかるようにしています（温泉旅行でさえなければ、個室にお風呂さえついていれば一緒に行けるのになぁ……）。ただ、それを自分ひとりやごくごく身近な人との間だけで抱えられていますし、人生総じて幸せだなと思えるようになっています。

こういう状態が、ある意味、性別移行のゴールなのかもしれません。

社会的障害というのは、そのときその本人が置かれている状況によって異なるため、これをすればいい、これに気をつけておけばいい、というようなことは、言いにくいのです。

本人がなんらかの社会的困難や心理的葛藤を抱えているかもしれないということを

念頭に置いておくだけでいいこともあります。本人がそれを話したり伝えたりしてくれたとき、なんらかの具体的困難が生じたときに、あなたにできることをしていただくことで十分かもしれません。私たちのような者の存在やカミングアウトを否定せずに受け止めてくれる人は、本当に増えてきました。それに感謝すると共に、願わくばもっと広がっていって欲しいと思っています。

ただ、個人と個人とでは、このように寛容な雰囲気が広がりつつある一方で、組織としての対応が求められる際には、まだうまくいかないことが多いのも現状です。「気持ちは理解するし、なんらかの対応ができたらいいと思うが……、それは管理職に聞かないと……」と言われ、性自認に沿った措置が受けられない事例が散見されています。もちろん実際に難しいこともあると思いますが、あなたに裁量を任せられているようなことがあれば、前向きに検討していただければ嬉しいです。

もし本人が誰かに何かを求めようとしていて、あなたもそれが適切で必要だと思ったときには、ぜひそれを応援していただきたいなと思います。本人のよりよい日常社会生活の実現につながるのは、大々的に何かをするのではなく、こうした個別の困り事に対応した一つひとつの歩みであるように思います。

性別二元論にあてはめないで

性別違和感や性同一性障害を抱える人々にとって、**性別二元論**は、その悩みや苦しみの源泉にもなるものです。とても煩わしく、一種の社会的呪縛《じゅばく》のようなものと感じることもあります。性別二元論で説明できない私たちのような存在を、無理矢理、性別二元論にあてはめようとしないで欲しいと願っています。

よく誤解されるので、これはお伝えしなければと思いますが、私たちのほとんどは、性別や男女の区別がなくなればいいと思っているわけではありません。私たちは、確かに性別二元論で捉えきれない性別のあり様を持っていますが、その性自認は女性であったり男性であったりして、そのように扱われることを求める人もいます。彼らは性別の区別がなくなることを決して望んではいません。

もちろん、男女のどちらかには属さない性自認を持っている人もいます。性自認は女性か男性どちらかに近いけれども、ひとりの人間としては性別にとらわれない自分らしさを獲得しているという人もいます。そこにあるのは、性別という側面だけで自分を捉えてもらいたくないという感覚であり、独自な性別のあり様を持つ自分を、性別二元論の枠《わく》にあてはめないで欲しいという思いです。

ときどき、性別や性差がすべてなくなればいいと考えるジェンダーフリー論者の方に、共感を寄せられることがあります。

しかし、私たちにとって生きやすい社会とは、私たちのような性別の不一致を持っている人の存在が自然に受け入れられている社会であって、見かけや身体的性別ではなく性自認を大切にして生きていくことのできる社会なのです。私たちのような性別二元論で捉えきれない性別のあり様を持つ人たちが、特別な存在としてではなく、社会の中に自然にある存在となっていけたら、それが理想の社会なのかもしれません。

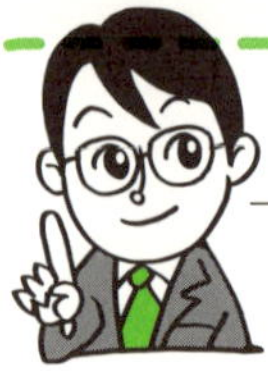

Nishino's Column 5

LGBTトイレって必要?

最近は、新聞やニュースで“LGBT”という言葉を本当によく聞くようになりました。あるデパートでは、LGBTのテーマカラーとして知られている６色の虹色マークを用いた「LGBTトイレ」を設置し、話題になりました。

しかし、こうしたトイレをLGBT当事者は使いたがるでしょうか。少なくとも、社会のなかの一員として自然に暮らしたいと願っている性同一性障害の当事者は、こうしたトイレの設置を苦々しく思っています。この「LGBTトイレ」に入ることで、自分は当事者だと公言するようなものだからです。

その後、別のある企業が「男性用」と「女性用」に加え、「ALL GENDER」と表記した個室トイレを設置し、こちらも話題になりました。

企業側は、男性、女性に加え、「子ども連れ、体が不自由な人と、誰もが使えるような多様性を尊重するトイレ」という意図で設置したようですが、ニュースや新聞には「LGBTトイレを設置」という見出しが躍《おど》りました。

こうして報道されてしまった以上、性同一性障害の当事者の多くはもう、「ALL GENDER」表記のトイレは使えないものと思い始めています。もし本当に私たちの生きづらさに心を寄せてくださっているなら、違う報道のし方があったのではないかと思います。

Chapter 7

性同一性障害と共に生きていくには

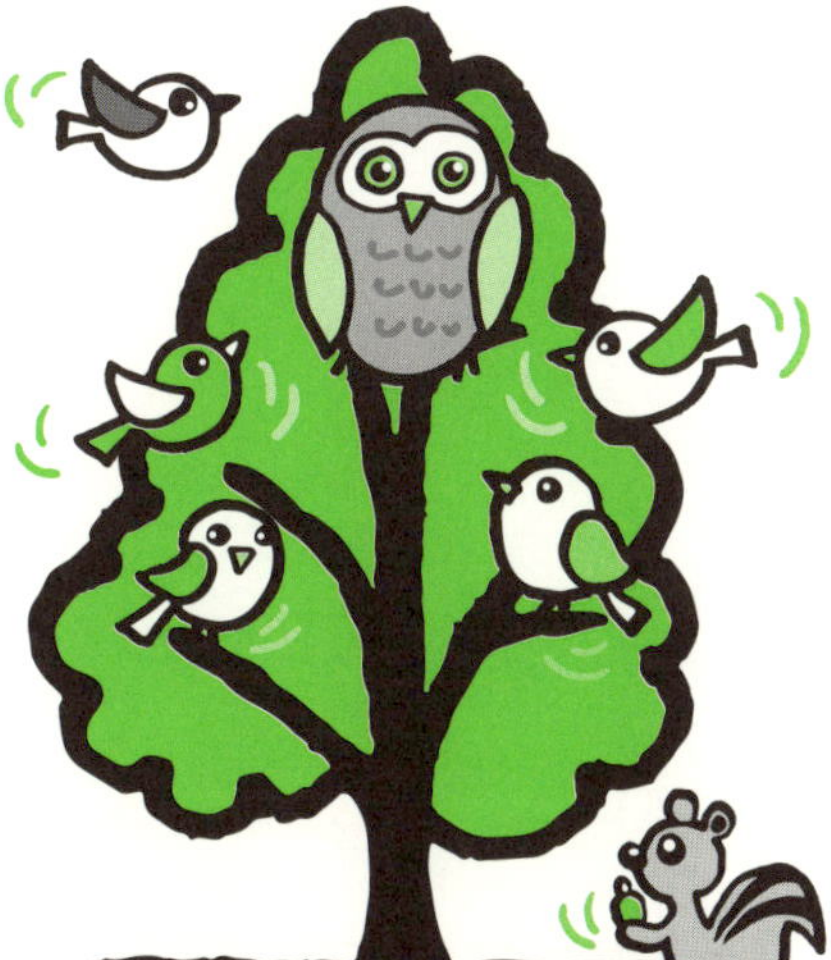

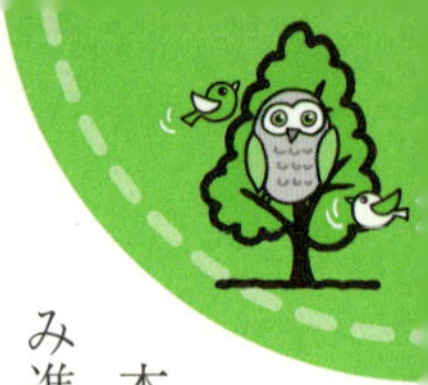

本書では、子どもの性同一性障害に焦点を合わせてお話ししてきました。ここまで読み進めていただき、性別違和感や性同一性障害を抱える子どもについて、大枠の理解を得ていただけたのではないでしょうか。そうした子どもが抱える生きづらさなどについて大まかに把握していただくことができたでしょうか。

「誰に」「どのように」、この違和感を伝えられるのかは、大人でも難しく、試行錯誤の繰り返しです。子どもならばなおさらです。性別や性自認というのは、人間の存在の根本にかかわり、それにまつわる苦痛や苦悩がある状態というのは、非常なつらさや苦しさをともなうものです。しかも性別というものが他者《ひと》とはなかなか共有しにくい話題であるために、ひとりで抱え込んでさらに苦しさが増してしまうのは、とても切なく思います。

こうした悩みには、身近な大人だからできることと、身近な大人だからこそできないことがあるものです。**大人もひとりで抱え込まず、役に立つさまざまな資源や専門家を頼ってみてください**。Chapter 7では、お子さんがこれからの人生をよりよく生きていくために、活用できる社会的資源について紹介したいと思います。

それぞれの窓口によって多少違いはありますが、本人はもちろん、ご家族やパートナー、友人、学校の教職員などの相談にも応じてくれます。

相談に臨むときには、「性同一性障害です」「性別に違和感がある」などと、断定的に言うのは控えた方が望ましいです。相談を受ける方が先入観を抱いてしまうと、相談者は、本当に必要で適切な支援を得られないことがあるからです。

ただし、残念ながら、性別違和感や性同一性障害の当事者に詳しい専門家というのは、そう多くは存在しません。事前予約などで相談内容について尋ねられた場合には、**お子さんが示している気になる行動をいくつか具体的に**伝え、性同一性障害についても自分で少し調べてみていることなどをお伝えすると相談がスムーズに進むかもしれません。

それでは、具体的な相談窓口や専門の機関を紹介します。

■担任の先生や保健室の先生

子どもが家庭の次に多くの時間を過ごすのは、保育所や幼稚園を含めた各種学校です。子どもの年齢にもよりますが、一番身近な相談相手として思い浮かぶのも、お子さんの担任や養護教諭（いわゆる保健室の先生）かもしれませんね。お子さんが特に慕っている先生がいるなら、その先生に相談してみるのがいいと思います。お子さんの心のなかをよく理解してくださっている先生がいらっしゃれば、親御さんも話しやすいことでしょう。**まずは、保育所・幼稚園や学校でお子さんがどのように友だちと遊んだりかかわったりしているか、親が見ていない日中の様子を聞いてみませんか**。家庭とは違う言動を見せているかもしれませんし、親御さんとは違う視点から見えているお子さんの姿があるかもしれません。

すでにお子さんから相談をされており、お子さんの希望で口止めをされ、見守ってくださっている場合もあります。親御さんの心配を相談してみることにより、情報の共有もできますし、家庭以外の生活の場所を通して、有益な情報を得られることもあります。

ここ最近は、教育現場においても性同一性障害への関心が高まってきており、教員向けの研修で性同一性障害が取り上げられることも増えつつあります。積極的に性同一性障害について勉強してくださる先生も見かけるようになってきました。授業で、「性の多様性」をテーマに取り上げ、児童生徒たちと話し合いを重ねている学校もあります。

教育現場も、日々変化しています。相談というと仰々しいとお感じになるならば、まずはお子さんの様子を聞いてみることから始めてみましょう。

■スクールカウンセラー

スクールカウンセラーという存在をご存知でしょうか。1995年に国が「スクールカウンセラー活用調査研究委託事業」を打ち出してから拡大が進み、現在では、ほとんどの小・中学校に配置されています。文部科学省のホームページで、スクールカウンセラーは次のように説明されています。

スクールカウンセラーの業務は、児童生徒に対する相談のほか、保護者及び教職員に対する相談、教職員等への研修、事件・事故等の緊急対応における被害児童生徒の心のケアなど、ますます多岐にわたっており、学校の教育相談体制に大きな役割を果たしている。スクールカウンセラーは、児童生徒が抱える問題に学校ではカバーし難い多くの役割を担い、教育相談を円滑に進めるための潤滑油ないし、仲立ち的な役割を果たしている。

学校内において、教職員以外で、児童生徒や保護者が自身の悩みを打ち明けられる存在が、スクールカウンセラーなのだと理解していただければいいと思います。

現在では、保健室とは別に「相談室」や「カウンセリングルーム」等を設けている学校が多くなってきています。これらの部屋で、臨床心理士などの資格を持った専門家が相談にのってくれます。悩み事や困り事を具体的に聞き、臨床心理学などの専門知識を活かして多方面からアプローチをしてくれるはずです。スクールカウンセラーは学校の先生方と連携を取れますから、希望をすれば、保護者の思いを先に担任などに伝え、話し合いをしやすい雰囲気を作ってくれることもあります。ただし、医師ではないため、診断や治療はできないので注意してください。また、自治体によって学校への出勤頻度も違います。担任などを通した事前予約を必要とする場合が多いため、まずはお子さんが所属する学校に問い合わせをしてみてください。

■児童相談所や市区町村にある子育て相談部署

学校以外の相談窓口も紹介したいと思います。考えられる機関としては、都道府県が管轄する児童相談所や保健所、市区町村の役場が管轄する子どもと家庭に関する相談部署（東京都なら、子ども家庭支援センター）などです。これらは、子どもたちの健やかな成長を願い、問題解決に向けてサポートしてくれる機関です。相談料は、無料であることが一般的です。行政機関によって多少名称が異なることがありますので、お住まいの自治体等に問い合わせてみるといいと思います。**性別に関することということで女性相談センター、人権に関することとして人権相談部署、などに相談窓口を設置している場合もあります。**

児童相談所は、児童福祉法に基づいて設けられた専門の相談機関です。0歳〜18歳未満のお子さんとその家族が相談できます。**学校に話すことに躊躇がある場合には、まずこちらに相談してみるといいでしょう。**もっと適切な相談機関を紹介してくれることもあります。

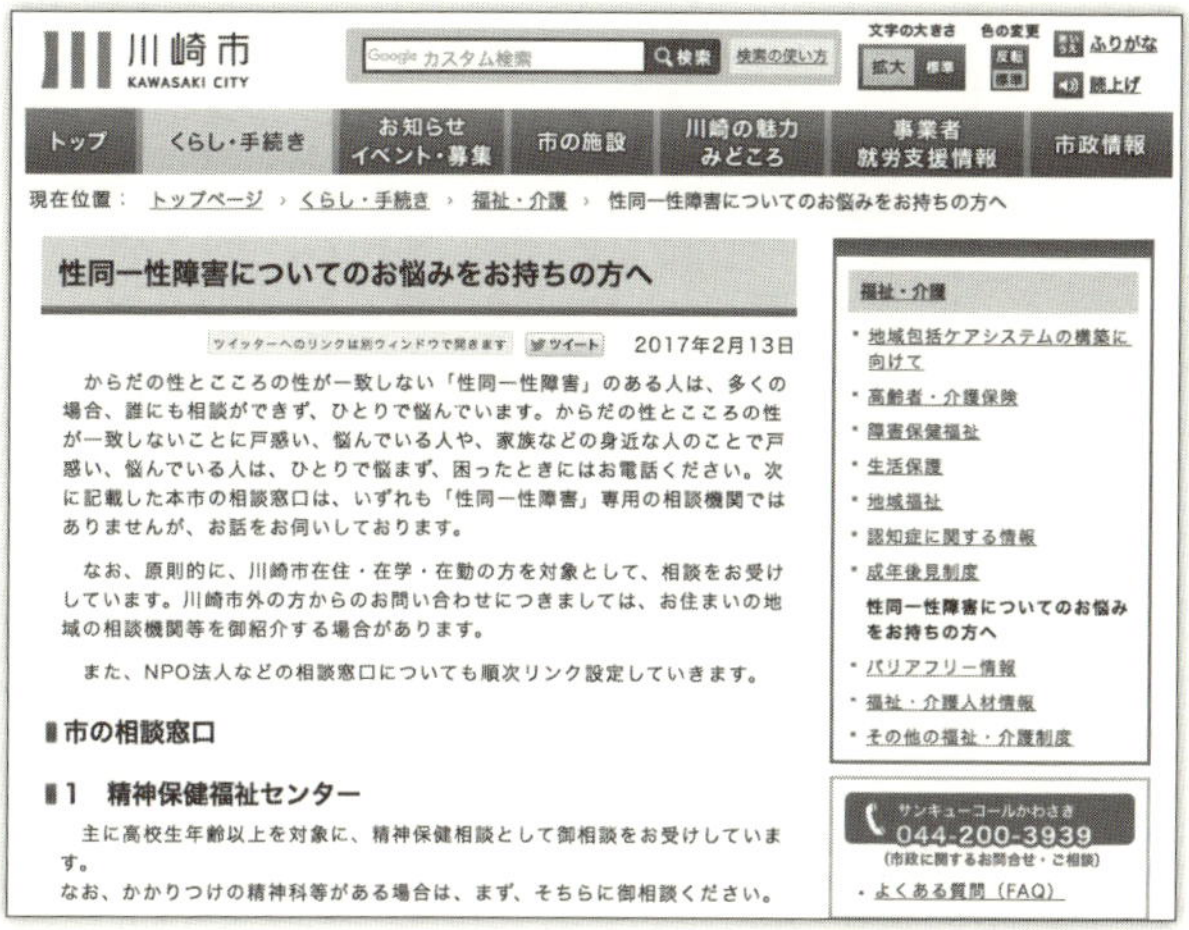

上図は、川崎市役所のホームページです。このように、性同一性障害に特化して詳しい相

談窓口を紹介してくれているところもあります。インターネットで、お住まいの『市町村　性同一性障害』などと検索してみてください。

■性同一性障害認定医、誕生!?

性同一性障害について詳しい医師は非常に少なく、性別適合手術などの身体的治療を引き受けてくれる医療機関もごくわずかしかありません。費用も高額となるため、比較的安価な海外で受ける人が大多数という現状にあります。しかし、海外での治療は、術後のケアが十分でなく、トラブルを抱える例も少なくありません。

そこで、国内で適切な医療体制を整備してこれらを解消していけるよう、GID（性同一性障害）学会が認定制度を設け、2016年には9人の医師を認定医として公表しました。

認定医となるには、左記のような条件があります。

・性同一性障害当事者を20名以上診断した経験を持つ
・性別に違和感を抱える子どもたちのための学校での対応など、社会的な問題に対し

ても理解と知識を持っている

・精神科や産婦人科、泌尿器科、形成外科などの専門知識や技術を持ち合わせる

現在の認定医の人数や医師の氏名は、GID（性同一性障害）学会のホームページから確認することができます。

まだまだ発展途上ではありますが、性同一性障害を取り巻く医療環境がよりよくなっていくことを願いたいと思います。

■性同一性障害に特化した当事者団体

当事者同士が集まってコミュニティや団体を作っている場合もあります。私が2017年5月から代表理事を務めている、『一般社団法人gid.jp日本性同一性障害と共に生きる人々の会』もそのひとつです。

ほかにも大小さまざまな当事者団体がありますが、ここでは私が一番よく知る、『一般社団法人gid.jp日本性同一性障害と共に生きる人々の会』が展開している活動について紹介したいと思います。

『一般社団法人gid.jp日本性同一性障害と共に生きる人々の会』では、主に「**当事者支援活動**」「**理解推進啓発活動**」「**調査研究活動**」「**提言要望活動**」の4つの活動を軸に展開しています。

なかでも、「当事者支援活動」では、地域交流会が積極的に開催されています。

ホームページを見ていただければ、お住まいの地域の近くで開催されている交流会が見つかるかもしれません。当事者同士が語り合える場は貴重です。日頃の悩みを話し合い、情報交換をする場として、ぜひ活用してみてください。

身体的性別と性自認の不一致に悩む当事者とその理解者による非営利型法人

一般社団法人 gid.jp 日本性同一性障害と共に生きる人々の会

私たちは、身体的性別と性自認とが不一致状態であることに悩む人々のために活動している支援団体で、当事者性を持つ者が理事などの役職を務めることで運営されています。性同一性障害／性別違和に悩む当事者たちがひとりで差別や偏見に苦しむことがないように、よりよい社会生活を送っていけるように、当事者同士やその家族・支援者が集い語り合える交流会の開催（当事者支援活動）、講演などを通した理解促進啓発活動、私たちが社会で生きていくために必要な合理的配慮を求める提言要望活動、当事者の声を集積したり分析したりする調査研究活動などを行っています。

本部事務所地は東京都。日本各地に支部があり、当事者が仲間の存在を感じられる居場所となるような交流会をそれぞれの地域で開いています。

自らの性自認を大切にしながらよりよく日常社会生活を送っていけるような共生社会の実現を願い、目指しています。

本部事務局と各支部（　）は主な活動拠点

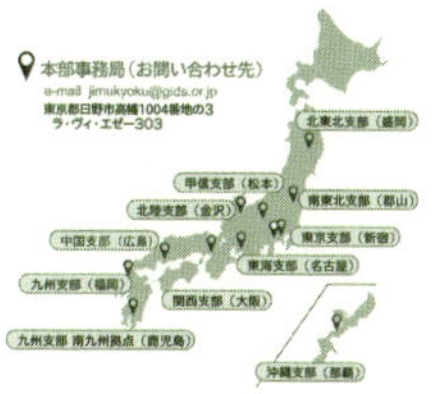
本部事務局（お問い合わせ先）
e-mail jimukyoku@gids.or.jp
東京都日野市高幡1004番地の3
ラ・ヴィ・エゼー303
北東北支部（盛岡）
甲信支部（松本）
南東北支部（郡山）
北陸支部（金沢）
東京支部（新宿）
中国支部（広島）
東海支部（名古屋）
九州支部（福岡）
関西支部（大阪）
九州支部 南九州拠点（鹿児島）
沖縄支部（那覇）

私たちが展開している主な活動

このほかの事業や活動実績はホームページをご参照ください

当事者支援活動

仲間をつなぐ、地域交流会事業

地域交流会は、主に性同一性障害の当事者同士が悩みを語り合ったり情報交換したりできる集いの場です。当事者の家族や支援者なども参加できます。開催　頻度は各支部2〜3ヶ月に1回。スポーツなどのレクリエーションやバーベキューを通した交流会もあります。

理解促進啓発活動

支援者に伝える、研修講師派遣事業

性同一性障害当事者への支援や必要な配慮を主題とする研修会に、対人援助関連資格を持つ当事者を講師として安価に派遣します。当事者であり支援者であることを活かし、より適切で現場に役立てられる研修機会を提供できるように心がけています。

提言要望活動

生きづらさを減らす、性別欄再考事業

必要性を検討することなく設けられている性別欄は多くの性同一性障害当事者に生きづらさをもたらしています。不要な性別欄には削除、必要な性別欄には可能な範囲内での合理的配慮を求める提言や要望活動を行っています。また、その支援も行っています。

調査研究活動

生の声をあげる、当事者研究事業

あるひとりの当事者の経験や考えではなく、多くの当事者が必要としていることや求めていることを知るためのアンケート調査等を実施しています。収集データは学術的に認められている方法に則って分析し、当事者の声を集積した知見として公知を図ります。

入会のご案内

性同一性障害／性別違和の当事者、ご家族、ご友人ご同僚などの周囲の関係者、教員・医療・福祉等の対人援助職に従事する支援者、メディア等で当事者のあり方や生き方に関心をお持ちになった方など、身体の性別と性自認の食い違いから生じる悩みや生きづらさに苦しむ人々の充実した社会生活と共生社会の実現にご賛同ご支援いただける方（個人・法人）の入会をお待ちしております。

入会すると、交流会開催情報などを受け取れます。

	入会金	年会費
正会員	なし	5千円
一般会員	なし	なし
賛助会員	3万円	1万円

入会方法

joinus@gids.or.jpに空メールを送ってください。すぐに入会受付メールが自動返信されますので、メール本文に記載されている入会受付URLにアクセスし、入会に必要ないくつかの項目を入力・送信してください。後ほど、事務局からメールで詳しいご案内などをお送りします。

ご寄付のお願い

性同一性障害／性別違和に悩む当事者を支え励ましていく活動の推進拡充のため、みなさまからの温かい励ましとご支援をお待ちしております。

当法人は非営利を徹底した一般社団法人として運営されています。みなさまからいただいたご寄付はすべて、日本各地の当事者のために使われます。

現金（少額の場合のみ）、ゆうちょ銀行通常払込み、ゆうちょ銀行口座振替、銀行振込、などをご用意しています。詳しくは、公式ホームページをご確認いただくか、事務局までお問い合わせください。

性同一性障害と共に生きる　検索

▲一般社団法人gid.jp日本性同一性障害と共に生きる人々の会の紹介チラシ

詳しくは、一般社団法人gid.jp日本性同一性障害と共に生きる人々の会のホームページをご覧ください。　▶https://gids.or.jp

おわりに

ここまでお読みくださったみなさま、いかがだったでしょうか。もしかすると、どこかわかったような、わからないような、そんな感覚が残っているかもしれません。しかし、性別違和感や性同一性障害を抱く本人にとって、何が必要で適切なのかは、本人に聞いたり話し合ったりしないとわからないわけですから、本を読み終えた段階では、どこかまだわからない感覚でいて欲しいのです。知らない、まだわからない、もっと理解したい、そんな気持ちで先入観なく本人に向き合っていただけたなら嬉しく思います。

今思うと、性別移行を始めた頃の私は、〝女性〟であることから抜けだそうとがむしゃらで、男性らしさを追い求め、わざと男臭い振る舞いをしたり乱暴な言葉を使ったりしていました。自分が「女性ではない」「女性ではいられない」という感覚は明確でしたから、〝だったら男性に〟というわけです。〝人はみな男・女というふたつの性別のどちらか〟という性別二元論の考えにどっぷりと浸《つ》かり、性別の多様性に対して盲目であったのでしょう。そのために、生まれながらに男性の体を持っている男性にひどく劣等感を抱き、そうでない自分をまがい物のようにも感じていました。

ですが、今は違います。男・女のどちらかに囚われない多様な生き方を知っています。もし生まれ変われるとしたら、性同一性障害の当事者ならではの苦しみや生きづらさを経験せずにいたいなと思っているような私ですが、性同一性障害と共に生きる仲間たちの生き様とその語りに触れてきたおかげで、知ったことがあります。それが、性別そして人の生き方の、果てしない多様性です。共通して性同一性障害の当事者性を持っていても、一人ひとり違った苦痛の感じ方や性別移行のあり方があり、ひとりとして同じ人はいません。「性別とは?」「性同一性障害当事者とは?」のような問いに、明解な返答を用意しづらくなってしまいましたが、豊かさと広がりと心地よさがあります。

多くの人とこうした豊かな広がりを共有できたなら、性同一性障害と共に生きる私たちの社会的な生きづらさは、大きく改善する気がします。当事者の周囲にある方々が私たちに寄り添ってくださるときに抱くと聞く困惑も、ずいぶんと減ることでしょう。

性別や人生の多様性に目覚めるきっかけのひとつとして、そして、読者のみなさまのお心と支援のあり方に豊かな広がりをもたらすものとして、本書の貢献を願いたいと思います。

本書の企画から完成までには、多くの方との出逢いがあり、そしてあたたかいお力添えと励ましをいただきました。特に、企画から完成までずっと併走してくださったおふたりのエディターさん、安田ナナさんと上野郁美さんの存在は欠かせません。性別違和感や性同一性障害を抱く子どもを持つ親御さんのための書籍を作りたい、そんなおふたりの情熱に触れ、ひとりの性同一性障害当事者としてありがたく、そしてとても嬉しく思いました。本書の骨組みになっているのは、おふたりに行っていただいた4回の取材です。おふたりが先導してくださったおかげで、性同一性障害当事者として伝えたいことだけではなく、周囲の大人たちが知りたいことや疑問に思うことにまで思いを致して内容を書き上げていくことができたように思います。心より感謝申し上げます。また、本書の意義を汲み取り、出版にまでつなげてくださった辰巳出版の湯浅勝也さん、イラストレーターの笹森識さんにも感謝を表したいと思います。

こうして考えると、本書を書き上げるにあたって、性別違和感を抱く当事者は私ひとりであったことに気づかされ、感慨深く思われます。こうしたさまざまなつながりと広がりが、やがて多くの人が笑顔で輝ける共生社会を実現させてくれるのかもしれません。未来はたくさんの可能性に開けています。本書を手にとってくださったみなさんの周囲にいらっしゃる子どもたちの未来が幸多からんことを願い、ここに筆を置きます。

2018年4月

西野明樹

◎参考文献
くまのトーマスはおんなのこ(ジェシカ・ウォルトン著　ポット出版プラス)
◎参考サイト
川崎市役所ホームページ
https://www.city.kawasaki.jp/kurashi/category/23-3-0-0-0-0-0-0-0-0.html

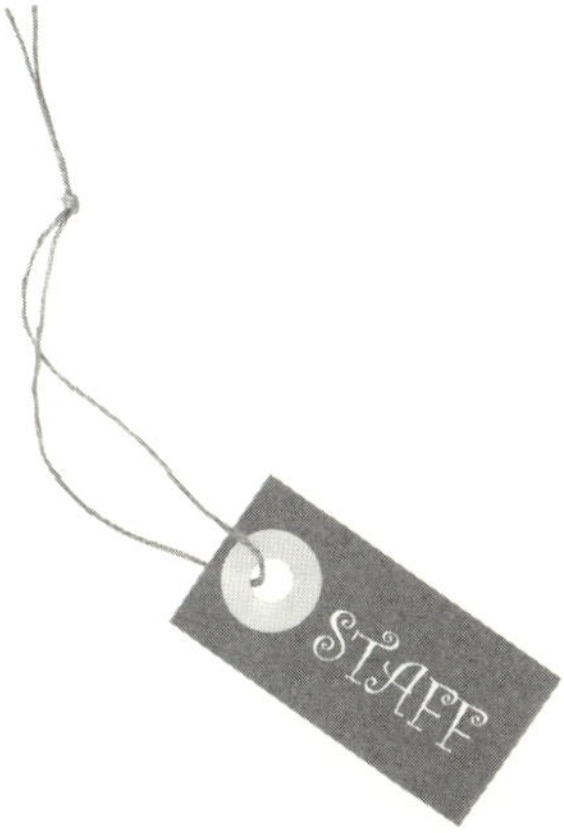

企画・進行…廣瀬和二　湯浅勝也　高橋栄造　説田綾乃　中嶋仁美　永沢真琴

販売部担当…杉野友昭　西牧孝　木村俊介

販売部…辻野純一　薗田幸浩　髙橋花絵　亀井紀久正　平田俊也　鈴木将仁

営業部…平島実　荒牧義人

広報宣伝室…遠藤あけ美　高野実加

メディア・プロモーション…保坂陽介

FAX : 03-5360-8052　Mail : info@TG-NET.co.jp

構成 ◎ 安田ナナ　上野郁美

カバーデザイン／本文イラスト ◎ 笹森識

本文DTP ◎ SASSY-Fam

編集コーディネート◎ 上田康晴（銀杏の栞）

校正 ◎ 髙橋佳弥子

●著者プロフィール
西野明樹（にしの・あき）

臨床心理士、心理学博士。

一般社団法人gid.jp日本性同一性障害と共に生きる人々の会　代表理事。日野市立子ども家庭支援センター　心理専門相談員。高幡心理相談所　所長。認定特定非営利活動法人がんサポートコミュニティー　ファシリテーター。目白大学大学院心理学研究科〈2015年、博士号（心理学）取得〉。

1980年代に女児として出生。10代終わりに「性同一性障害」という言葉に出会い、それまで内に隠していた「どこか周りとは違う」という感覚が性別違和感によるものだと認識。埼玉大学在学中に性別移行を模索し始め、「性同一性障害当事者の社会的適応上の苦難と試行錯誤」を研究テーマに据える。その後、困難に直面した人々の悩みに寄り添いながら、臨床心理的援助活動・援助の質を高めるための研究活動などを行ってきた。性同一性障害の当事者性をもった稀少な臨床心理士として、全国の当事者やその家族、当事者団体の相談を受けるとともに、将来の教育や医療を担っていく学生やスクールカウンセラー、行政職員、一般市民、中高生などを対象とした講演や研修の講師なども精力的に務めている。

子《こ》どもの性同一性障害《せいどういつせいしょうがい》に向《む》き合《あ》う
成長を見守り支えるための本

平成30年4月5日　初版第1刷発行

著　者　西野明樹

発行者　穂谷竹俊

発行所　株式会社 日東書院本社
〒160-0022
東京都新宿区新宿 2丁目15番14号　辰巳ビル
TEL　03-5360-7522（代表）
FAX　03-5360-8951（販売部）
振替　00180-0-705733
URL　http://www.TG-NET.co.jp

印刷・製本　大日本印刷株式会社

Printed in Japan
ISBN　978-4-528-02185-3　C2047